国民の栄養白書 2016-2017年版

災害、食の安全、生活習慣病…
食の不安時代を生き抜く
サバイバル栄養の実践

[監修]
金田雅代
女子栄養大学 名誉教授

[企画・制作]
ヘルスケア総合政策研究所

はじめに

　日本は古来より四季折々の風情を尊び、季節ごとの風景や情緒、暮らしを大切にし、さまざまな固有の文化をつくりあげてきました。とりわけ世界に誇る日本の食文化は、日本の四季、気候、風土を源とし、長い歳月をかけ育まれたものと言えます。

　そんな日本の四季、風土に異変が起きています。気候は亜熱帯化しており、ゲリラ的な猛烈な豪雨が局地的、かつ短時間に各地を襲い、甚大な被害をもたらしています。台風もまた巨大化するとともに、そのルートさえ予想がつかない動きをするなど、これまでさほど台風の影響を受けなかった地域への上陸、もしくは直撃することが稀ではなくなってきています。

　一方、未曾有の被害をもたらした東日本大震災や本年の熊本地震など、列島全体の地震・火山活動が活発化し、日本全体を揺るがしています。気象に関するニュースにおいて、「今まで経験したことがない」とか「生命の危険を及ぼす」など、これまでは想定外であったはずの言葉が日常的に使われるなど、予測不能な状況に日本全土が陥っていると言えます。

　こうした気候の変動は、農林水産物の収穫、生産に大きな影響を与え、日常的に食生活を脅かすだけではなく、災害時においては被災者の食・栄養をどのように確保し守るのか、被災現場の食・栄養の問題がある意味で日常化してきています。さらに欧米化する社会生活を背景に、ファストフードやインスタント食品、遺伝子組み換え食品等が食の中心となり、健康への影響も懸念されています。

　私たちはさまざまな食の不安に日々向き合っています。これらの不安を解消するため、さまざまなリスクにどのように対応すればよいのか？　今回の『国民の栄養白書2016-2017年版』は、私たちが直面する食の問題について、農薬や食品添加物などの食品の安全、異常気象と食材管理、震災時の栄養・衛生管理、そして、子どもを取り巻く栄養リスクまで多面的に捉え、その原因や背景を探りながら、食の不安時代を生き抜くためのサバイバル術、つまり、「サバイバル栄養」について考察していきます。

　生きるために、私たちは食べ続けなければなりません。どんな危機的な状況になろうとも、どれほど環境が激変したとしても、私たちは食事を止めるわけにはいきません。人間が存在する源である食・栄養について、今一度、見つめ直す機会となれば、筆者一同の望外の喜びとなるでしょう。

2016年10月1日
女子栄養大学 名誉教授　金田 雅代

執筆者一覧

特　集　大災害における被災者の栄養管理

特別レポートⅠ　熊本地震と被災者の栄養管理

熊本県上益城郡益城町

済生会熊本病院（熊本県熊本市南区）／エームサービスジャパン株式会社

熊本リハビリテーション病院（熊本県菊池郡菊陽町）

特別レポートⅡ　災害と食のリスク管理

西村一弘　駒沢女子大学人間健康学部健康栄養学科 教授／緑風荘病院 運営顧問

岩手県陸前高田市

水海道さくら病院（茨城県常総市）

特別対談　あの震災から学ぶ食のリスク管理

金田雅代　女子栄養大学 名誉教授

西村一弘　駒沢女子大学人間健康学部健康栄養学科 教授／緑風荘病院 運営顧問

第1部　食の安全と情報：間違った情報に惑わされないために

松永 和紀　科学ジャーナリスト

第2部　異常気象と食材管理

脇坂 真吏　株式会社 Agri Innovation Design 代表取締役／農業プロデューサー

第3部　震災時の衛生管理

はじめに、第1章～第9章

中村 明子　特定非営利活動法人栄養衛生相談室 理事長

第10章

金田 雅代　女子栄養大学 名誉教授

第11章

長島 美保子　公益社団法人全国学校栄養士協議会 会長

第4部　子どもを取り巻く栄養リスク

はじめに、第1章～第4章

饗場 直美　神奈川工科大学応用バイオ科学部栄養生命科学科 教授

第5章

金田 雅代　女子栄養大学 名誉教授

もくじ

特集　大災害における被災者の栄養管理

特別レポートⅠ　熊本地震と被災者の栄養管理
　CASE 1　仮設住宅への支援とともに、通常の生活を戻す取り組みを強化 … 4
　CASE 2　JCI取得がもたらした意識向上と多職種連携の重要性 ………… 8
　CASE 3　オール電化と職員連携が安定した食事提供を実現 …………… 11

特別レポートⅡ　災害と食のリスク管理
　災害時に管理栄養士が果たすべき役割 ……………………………………… 16
　CASE 1　災害に負けない日頃からの準備と意識 ………………………… 20
　CASE 2　非常事態における安心・安全な食事提供 ……………………… 24

特別対談　あの震災から学ぶ食のリスク管理 ……………………………… 29

第1部　食の安全と情報：間違った情報に惑わされないために　　松永 和紀

　はじめに ……………………………………………………………………… 39
　第1章　食品のリスク ……………………………………………………… 41
　第2章　放射能汚染 ………………………………………………………… 47
　第3章　農薬 ………………………………………………………………… 53
　第4章　食品添加物 ………………………………………………………… 59
　第5章　健康食品 …………………………………………………………… 63
　第6章　微生物 ……………………………………………………………… 67
　第7章　輸入食品 …………………………………………………………… 71
　第8章　情報を読み解く力をつける ……………………………………… 75

第2部　異常気象と食材管理　　脇坂 真吏

　第1章　温暖化と農産物・海産物の異変 ………………………………… 85
　第2章　葉物野菜の価格暴落 ……………………………………………… 91
　第3章　食材の安定仕入れへの取り組み ………………………………… 103

第3部　震災時の衛生管理　　　　　　　　　　　　　　中村 明子／金田 雅代／長島 美保子

はじめに	…………………………………………………………………	113
第1章	健康危機管理の定義と平常時の対応 ………………………………	115
第2章	災害時に生じる食の課題 ……………………………………………	117
第3章	災害時の支援 …………………………………………………………	119
第4章	災害時の専門職としての役割 ………………………………………	125
第5章	発災後の避難所における問題 ………………………………………	127
第6章	被災地における衛生管理 ……………………………………………	131
第7章	災害時に大切な飲料水 ………………………………………………	133
第8章	地域コーディネーターに求められるもの …………………………	135
第9章	地震列島における危機管理 …………………………………………	137
第10章	非常時における学校給食の役割 ……………………………………	139
第11章	災害時学校給食用非常食の開発と防災教育の取り組み 〜ライフラインが途絶えた中で救援物資が届くまでの「いのちをつなぐ」非常食〜 ………………………………………………………………… 145	

第4部　子どもを取り巻く栄養リスク　　　　　　　　　　　　饗場 直美／金田 雅代

はじめに	…………………………………………………………………	151
第1章	子どもの栄養状態と心身状態：食生活状況調査、実態調査 …………	153
第2章	かむ機能の低下が生活習慣病リスクを高める ……………………	161
第3章	つながるSNSが孤食を加速する ……………………………………	169
第4章	ファストフードリスクから中食リスクへ …………………………	177
第5章	栄養教諭制度と学校給食を活用した食育の推進 …………………	187

特集
大災害における被災者の栄養管理

特別レポートⅠ　熊本地震と被災者の栄養管理

CASE 1 仮設住宅への支援とともに、通常の生活を戻す取り組みを強化
　　　　　　　　　　　　　　　　　　　　　　熊本県上益城郡益城町

CASE 2 JCI取得がもたらした意識向上と多職種連携の重要性
　　　　　　　　　済生会熊本病院（熊本県熊本市南区）／エームサービスジャパン株式会社

CASE 3 オール電化と職員連携が安定した食事提供を実現
　　　　　　　　　　　　　　熊本リハビリテーション病院（熊本県菊池郡菊陽町）

特別レポートⅡ　災害と食のリスク管理

災害時に管理栄養士が果たすべき役割
　　　　　　　　　西村一弘　駒沢女子大学人間健康学部健康栄養学科 教授
　　　　　　　　　　　　　　緑風荘病院 運営顧問

CASE 1 災害に負けない日頃からの準備と意識
　　　　　　　　　　　　　　　　　　　　　　岩手県陸前高田市

CASE 2 非常事態における安心・安全な食事提供
　　　　　　　　　　　　　　　　水海道さくら病院（茨城県常総市）

特別対談　あの震災から学ぶ食のリスク管理

金田雅代氏 × 西村一弘氏

特別レポートⅠ

熊本地震と被災者の栄養管理

　2016年4月14日（木）の前震と16日（土）の本震では、両日ともに震度7の大地震に襲われた熊本地方。現在でも余震が続き、震度1以上の揺れを観測した地震は、8月31日（水）現在2,000回を超えている。

　行政や病院などに勤める職員自身も被災者でありながら、市民や患者のことを第一に考えて参集した。甚大な損害を受けるなか、彼ら彼女らはどのような行動をとったのか。それらの状況を報告する。

CASE 1
仮設住宅への支援とともに、通常の生活を戻す取り組みを強化
熊本県上益城郡益城町

CASE 2
JCI取得がもたらした意識向上と多職種連携の重要性
済生会熊本病院（熊本県熊本市南区）
エームサービスジャパン株式会社

CASE 3
オール電化と職員連携が安定した食事提供を実現
熊本リハビリテーション病院（熊本県菊池郡菊陽町）

特集　大災害における被災者の栄養管理

CASE 1
仮設住宅への支援とともに、通常の生活を戻す取り組みを強化

熊本県上益城郡益城町　**徳永美紀　塚田千尋**

1　益城町健康づくり推進課

　妊婦から乳幼児、高齢者に至るまで、住民の健康を支援する役割を担うのが行政栄養士。益城町健康づくり推進課係長の徳永美紀さんと、今年職員として採用された塚田千尋さんは管理栄養士として、熊本地震の際も、その役割を果たすために奔走した。2人が勤務する健康づくり推進課は、避難所として多くの町民を受け入れた町保健福祉センター内にある。避難者への栄養相談や炊き出し時の食中毒予防など、多岐にわたる業務にかかわり、現在は、仮設住宅や在宅、避難所の要支援者へのフォロー支援と通常業務への早期復旧に取り組んでいる。

2　一人ひとりの生活や環境を考えた支援の大切さに気づく

　「当センターは、益城町のなかでも被害が大きかった惣領地区にあります。4月14日、

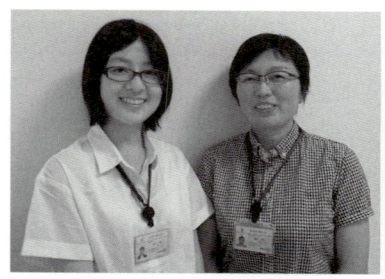

健康づくり推進課係長の徳永美紀さん（右）と、同課の塚田千尋さん（左）。

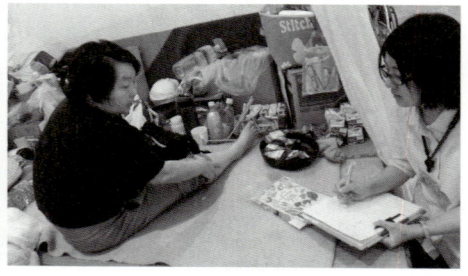

避難所生活を送る方、一人ひとりとの面談を行う塚田さん。お話を聞いていくなかで、要支援が必要な人をリストアップし、その人に必要な栄養支援内容を考えていく。

16日の発災時は約1,000人の町民が避難してこられたため、誘導やけがへの対応、発熱者の救護などに追われました。当初は食事支援より、避難者の身の安全を守ることを第一に行動しました。塚田さんは、入庁後すぐに震災が発生し、たいへんだったと思いますが、管理栄養士としてよく頑張ってくれました」と徳永さんは振り返る。

前震から約2週間後の4月26日には、宮城県を皮切りに他県から管理栄養士が支援に入り始め、栄養面の支援について話し合いをもてるようになった。しかし、当時の食事は自衛隊の炊き出しが中心で、米飯と支援物資を組み合わせた献立だったため、ビタミン不足が懸念されていた。そこで、自衛隊にお願いし、ビタミンの補助食品を炊飯時に炊き込むことからスタートした。

次に取り組んだのが、栄養面での要支援者のリストアップだ。県からの管理栄養士と手分けし、15カ所の避難所にいる人と面談し、情報を集約。介護食や離乳食、低栄養の人など、一人ひとりに合った補助食品などを提供するようにした。

5月1日からは、弁当の配布が開始。朝はおにぎり1つ、昼はパン2個、夜は弁当の配給が始まった。野菜ジュースは2日に1回。6月からは牛乳の配給も始まった。

新人の塚田さんも、一人ひとりと面談し、栄養面での要支援者をリストアップするなど、個別の支援を始める一方、自分に合った配布弁当の食べ方などを伝える「ましき食だより」（図1）も新たに作成し、糖尿病などの疾患をもっている人にも注意を呼び掛けた。また、民間の炊き出し支援者向けに「炊き出しチェック表」（表1）を作成し、食中毒予防を促した。

塚田さんは「被災者はつらい経験をされているし、はじめはどのように接していいのかわかりませんでした。栄養以外の悩みや地域独特の話題もあります。農業をしている人、

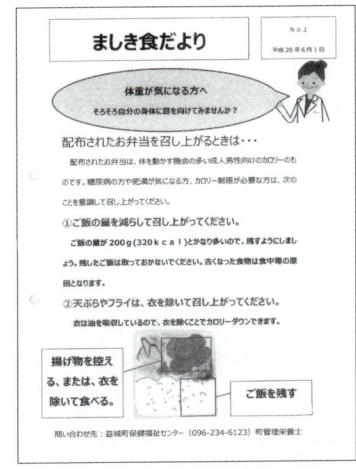 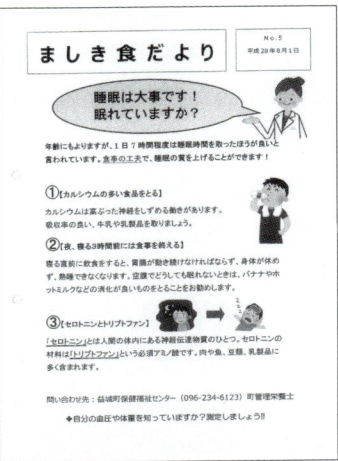

図1　ましき食だより
避難所での食事における注意点や健康と食事の関係など、多様な情報を発信。

特集　大災害における被災者の栄養管理

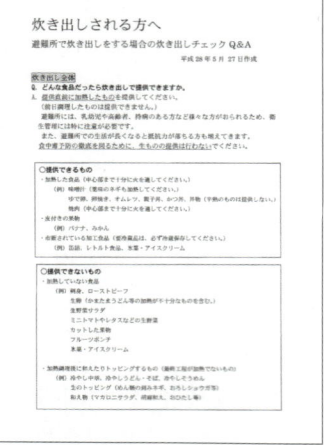
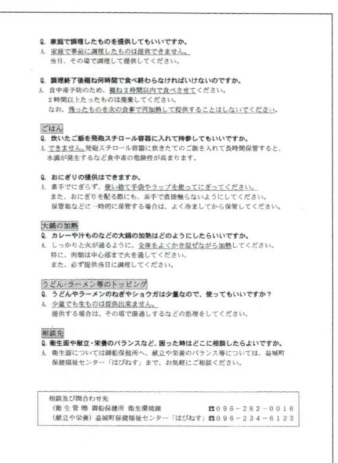

表1　炊き出しチェック表とQ&A
少しの不注意が食中毒へとつながる。こうした点検や情報提供ができたからこそ、安全な食事提供が実現できた。

会社に勤めている人、県外から来ている人など、人それぞれの生活や環境を考えながら、どうしたら、その人の食生活が良くなるのかを考えなければいけない。すべてを見て支えることが大切だとわかりました」と実感している。

3　地域活動のネットワークが被災時支援にも機能

　2013年の調査によると、行政で管理栄養士として勤務している人は全国で約6,000人。そんななか、今年から管理栄養士を増員し、2人体制とした同町は稀有な存在といえる。同町が、町民の健康増進や疾病予防には食生活の向上が欠かせないと考えているのはもちろん、徳永さんの20年にわたる取り組みが評価され、増員につながったといえる。
　徳永さんは、行政管理栄養士として、日ごろから地域に出かけていくことを実践してきた。電話で済むようなことでも、出かけて顔を見て話すことを大切にし、妊婦から高齢者まで、ライフステージごとの支援の方法を身につけてきた。
　今回の震災では、徳永さんは管理栄養士としてではなく、被災者の生活基盤を支える「避難所対策チーム」の一員として行動した。避難所の整備などを担当した徳永さんは、「町主催の各健診や各教室、講座などで知り合った人たちがいろいろな情報をくださり、避難所設営に向けて助けてくれました。顔つなぎができていたことが強みになりました。地域に出ていてよかったと実感しました」と微笑む。

4 仮設住宅の要支援者を着実にフォローしていくことが課題

　震災後、徳永さんと塚田さんは、保健師やほかの職員とともに、今年9月～来年3月までの支援ロードマップを作成した。これは阪神大震災を経験した神戸の保健師がつくったロードマップを参考に、通常業務と被災業務の在宅者や仮設住宅、みなし仮設住宅、避難所に住む要支援者のフォローを着実に行うためのものだ。

　「当センターの避難所も8月21日に閉所し、在宅や仮設住宅、みなし仮設住宅で、みなさんがそれぞれの生活を新たに始めました。普通の生活を充実してもらうためにも、私たちにできる支援をやっていきたい。仮設住宅の集会所などに出向き、町食生活改善推進員協議会と協力し、高齢者向け料理教室を開催する予定です。また、福祉避難所（介護施設）などで高血圧や熱中症予防についての講話もしています」と徳永さん。

　一方で、通常業務を再開し、できるだけ早く当たり前の日常に戻していきたいとも徳永さんは考えている。「9月には、町保健福祉センターでの乳幼児健診や子育て広場の開催など、通常業務が再開します。皆が被災者ですから、熊本弁でいう『できたしこ』（自分ができるだけのこと）でやっていくしかありません。『できたしこ』を続けて、当たり前の状態に早く戻していきたい」。

特集　大災害における被災者の栄養管理

CASE 2

JCI取得がもたらした意識向上と多職種連携の重要性

済生会熊本病院（熊本県熊本市南区）　渋谷みどり　内田泰右
エームサービスジャパン株式会社　永井智子

1　前震・本震により厨房が使用不可能に

　震源地より南西に約10kmの位置にあり、熊本県の急性期医療を担う済生会熊本病院。同院は2013年に病院機能評価（Ver.1.0）とJCI（Joint Commission International、国際医療機能評価機関）の認証を受けた。JCI認証は評価が厳しく、日本での取得は18施設（2016年8月現在）にとどまっている。同院ではこれまでも災害拠点病院として、医療薬品・食料の備蓄や参集基準（震度5弱）の周知、防災訓練などを行ってきたが、JCI取得により職員の防災意識は一段と高まったという。

　栄養部は前震・本震時ともに、被害の大きかった益城町居住者などを除く半数以上の職員が病院に参集した。余震が続くなか、参集した職員らは患者への食事提供について検討。前震の翌日15日の夕食から通常配膳を行うよう準備した。しかし本震が発生し、厨房天井上の配管から大量の水が漏れ、厨房は使用不可能な状況になった。

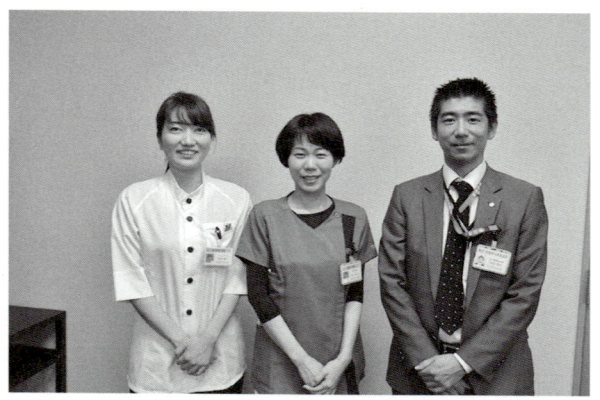

左からエームサービスジャパン株式会社支配人の永井さん、栄養部主任の渋谷さん、調達管理室長の内田さん。3名が中心になり栄養部を指揮した。

栄養部主任の渋谷みどりさん、給食受託会社エームサービスジャパン株式会社支配人の永井智子さんは、頻回な強い余震が続くためガスやエレベータの使用は危険と判断し、厨房の衛生面の確保ができるまでは拠点を備蓄倉庫とし、備蓄食を提供することにした。だが、備蓄食にもかぎりがあるうえ、勤務職員への食事提供の検討もあり、厨房の復旧にどれくらい要するか不安だったという。

2 マニュアル一辺倒ではなく、現場の状況に合わせて臨機応変に対応

　同院の災害マニュアルでは、4段階の食事（一般食、エネルギーコントロール食、腎臓病食、流動食）を提供することになっていたが、血糖コントロールの患者、摂食嚥下不良の患者を優先し、一般食と流動食の2種類に限定した。

　「配膳を行う病棟スタッフも少ないなか、配膳ミスなどのインシデントを回避できたと思います。また、薬剤部から、食事提供・摂取に対しインスリン量を決定し周知したいと相談があり、全患者の食事を1回約400kcalに統一し提供。喫食量に応じて医師、薬剤師がインスリンの量を決定するようにしました。それから、当初より備蓄食成分のすべてを管理栄養士が確認し、アレルギー患者へ対応しました。職員が一致団結し乗り切れました」と振り返る渋谷主任。

　備蓄食3日目以降は、ビタミン・ミネラルを強化した補助食品を全患者へ提供し、飲み水は、高齢者の摂取状況、ゴミの量などを検討し、朝食時に500mLのペットボトルを1本とディスポ食器のコップを提供することに決定した。不足分は、随時提供することとした。「災害食が続くなか、患者さんに何とか食事で元気になってもらいたいと思い、厳しい環境下でしたが職員全員で協力し、備蓄食においても温かいご飯を検討し提供しました。改めて『食』の大切さを実感しました」（永井支配人）。

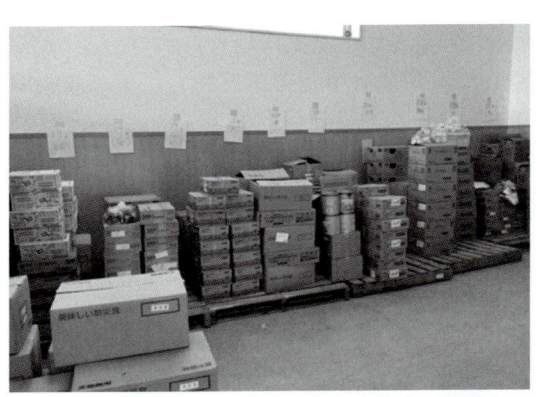

到着した支援物資を、日付・食事提供時・朝昼夕の掲示とともに配分・保管。

特集　大災害における被災者の栄養管理

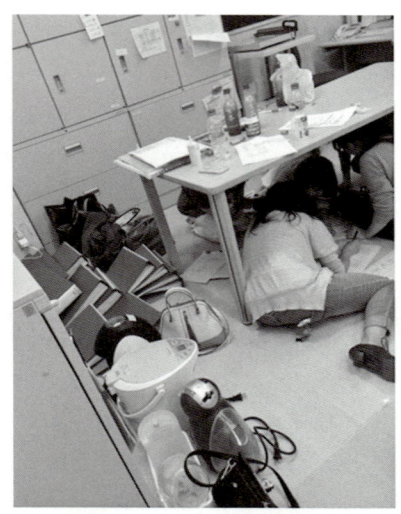

余震が続くなか、机の下で献立について検討する管理栄養士の皆さん。

3 日頃からの多職種連携の意識がスムーズな支援につながる

「医療職の方には、医療に専念してもらいたかった」と、調達管理室長の内田泰右さん。発災直後より全国済生会グループから届いた大量の支援物資は、窓口である購買部へ。内田室長が栄養部と連携・采配し、必要な物資を仕分けした。また、事務職は当直制度をとり、夜間に到着する物資にも対応した。

「多職種でコミュニケーションを取りあい、患者さんのために何ができるかを各々が考え行動するという風土が当院にできていたのがたいへんよかったと感じています」と話す内田室長。また、「当院は機能評価をはじめ、JCIの認定を受けるにあたり、職員の役割分担が明確化していたため早急な対応ができたのだと思います」と渋谷主任は話す。

結果、備蓄食は6日間提供し、本震後4日目より病棟の栄養管理を一部再開、22日目には栄養食事指導を再開した。栄養食事指導内容は、災害に伴う食環境の変化や被災地での衛生管理などを踏まえた内容とした。

渋谷主任は今回の震災を経験し、次のように語る。「さまざまな状況を想定した災害マニュアルの改定、栄養素の確保を含めた備蓄食の検討、ディスポ食器の備蓄が必要だと実感しました。厨房への非常電源の設置、導線を考慮した備蓄倉庫のレイアウト変更、賞味期限が迫る備蓄食の活用方法などを検討していきたいです」。

※本稿は、『ヘルスケア・レストラン』2016年7月号の記事を改編したものです。

CASE 3
オール電化と職員連携が安定した食事提供を実現

熊本リハビリテーション病院(熊本県菊池郡菊陽町)
嶋津さゆり　野口勝也

1 オール電化で熱源を確保

　震源地の北部から約6km以内に位置する菊池郡菊陽町の熊本リハビリテーション病院は、病床数225床の回復期病院。本震後、栄養管理科科長の嶋津さゆりさんと栄養管理科係長の野口勝也さんはすぐに病院へ駆けつけ、職員の安否確認を行った。
　「今回の地震では、病院建て替え時に厨房をオール電化にし、災害時に栄養科での必要な電力を事前に伝え、それを基に自家発電の電力の大きさを決めてもらっていたことが功を奏しました」と話す嶋津科長。
　オール電化にした理由は災害への備えだけでなく、厨房職員の職務環境も改善するためでもあったのだが、結果、同院では非常時でも炊飯器、スチームコンベクションオーブン、チルド庫、冷凍庫、冷蔵庫を使える電源を確保できていた。
　また、熱源を電気に一元化したことでガス漏れの心配がなく、その点検に時間を割かずにすんだことで、対処すべき問題に迅速に対応することができた。

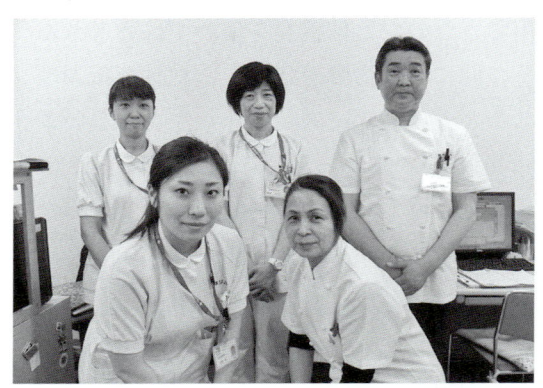

栄養科の皆さん。後方中央が嶋津科長、後方右側が野口係長。

特集　大災害における被災者の栄養管理

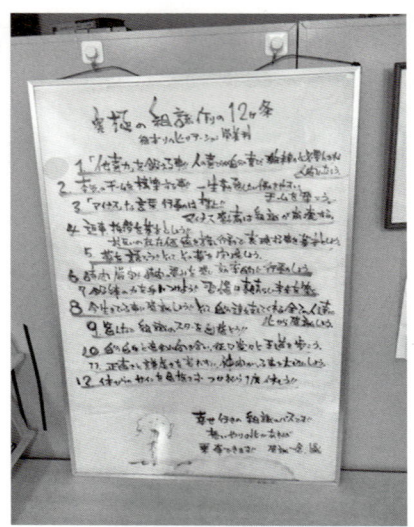

栄養科全員で考えた「究極の組織作りの12ヶ条」。朝、皆で唱和し業務開始するのが日課になっている。

2 水の節約のため、食器は洗浄不要なディスポ食器で対応

　熱源は確保できていたものの、いちばん困ったのは水の確保だった。3日間はできるだけ水を節約した献立へ変更したが、食器洗浄は使用できないため、ディスポ食器やお弁当箱を活用し患者へ食事を提供するといった工夫がこらされた。だが、600Lの備蓄をしていた水も次第に足りなくなったため、他部署の職員にも協力をあおぎ、水源地まで水を汲みに行く必要があった。

　「1日3回の食事は絶対提供しようという思いでした。当院は新調理システムを使用しており、4日間の患者さんへのお食事は確保されていました。チルド庫、スチームコンベクションオーブンも使用できたので、備蓄食を使わずに患者さんへお食事を提供できました」と話す野口係長。その間に救援物資が到着し、食材を新調理システムで調理し、保存していたホワイトソースなどの各種ソース類で味が重ならないような工夫をした。

　「患者さんのADLが下がらないよう考慮しました。災害時でも栄養価計算された物を提供できたのは、栄養科職員が協力し合い、自分に何ができるかを考え行動してくれたからだと思います。また、他部署との連携がスムーズでたいへん感謝しています」と嶋津科長は語る。

3 今後に備え、九州全域にまたがるネットワークづくりを

　最後に嶋津科長は、次のように語ってくれた。「今後、ディスポ食器と水の備蓄を今よりも多めにするようにしたいと思いました。震災を受けて、遠方の病院ももちろんですが、九州内の病院、近隣の病院と電話1本でやりとりできるような人間関係を構築しておくことで、緊急時に協力しあうことができると感じました」。

※本稿は、『ヘルスケア・レストラン』2016年7月号の記事を改編したものです。

特別レポートⅡ

災害と食のリスク管理

　2011年3月11日に発生した東日本大震災から今年9月で5年半を迎える。未曾有の災害のなかにおいて、管理栄養士・栄養士はどうあるべきなのか、日頃の心構えや対策を確認する。また、東日本大震災の被災地ならびに昨年9月に大規模な水害被害を受けた関東・東北豪雨の被災地での管理栄養士・栄養士の取り組みを紹介する。

災害時に管理栄養士が果たすべき役割

西村一弘　駒沢女子大学人間健康学部健康栄養学科 教授
　　　　　緑風荘病院 運営顧問

CASE 1
災害に負けない日頃からの準備と意識

岩手県陸前高田市

CASE 2
非常事態における安全・安心な食事提供

水海道さくら病院（茨城県常総市）

特集　大災害における被災者の栄養管理

災害時に管理栄養士が果たすべき役割

西村一弘

1　災害時の使用を想定した備蓄方法

　日本ではさまざまな災害が発生してきた。そんな非日常である災害時でも変わりなく営まれるものが食事という行為であり、管理栄養士の専門領域にほかならない。先の東日本大震災では全国から日本栄養士会を通じ、管理栄養士が被災地へと派遣された。そこから見えてきたのは、災害に備えた備蓄のあり方のほか、災害時に管理栄養士に求められること、そして課題である。

　これまで日本で発生した災害を振り返ってみると、発災翌日には、被災地へ救助に来ている自衛隊の備蓄食料をはじめ、日本各地や世界各国からの支援物資が届けられた。

　なかでもいちばん供給されやすい食品は、菓子パンやおにぎりなどの炭水化物で、こうした食品は「エネルギー補給に適している」「調理の必要がない」といった利点がある。

　とはいえ、各病院や施設ごとに最低3日間は、まかなえる程度の食料品は備蓄しておく必要がある。特に被災地で得ることがむずかしいたんぱく質や食物繊維、ビタミンといった栄養素の確保を考えることが大事になる。

　備蓄の際の注意点としては、保存の利く食品であることを前提とし、被災により火が使えなくなった場合でも、対応できるようにしておくことである。例えば保存が利くうえ火を使わなくて済むアルファ米を使うといった火の不要な献立を用意し、それに基づいた食品を備蓄しておくことが大切である。

　さらに忘れてはいけないのがスタッフの食事で、患者や入所者の食事は数を確保していても、案外、自分たちの分を計算に入れていないことがある。災害の規模によっては、不眠不休の対応が求められる可能性があり、そうなると当然、スタッフも食事は病院や施設などでとることになる。実際に東日本大震災を経験した宮城県のある管理栄養士は、1週間自宅に帰ることができなかった。災害時であっても、食事に関して頼りにされるのは、やはり栄養科になるため、医師やほかのスタッフの分も含めた3日間分の備蓄を用意して

おく必要がある。

　水に関しては、飲料水と生活水を別にした備えを忘れてはいけない。また、水の節約のために、食品用ラップも備蓄品に入れておくのもよい。食事の際ラップで食器をくるめば、使用したあとはラップをはがして捨てるだけで、食器を洗う必要がなくなる。

　さらに、備蓄品は1か所にまとめずに分散させておくことで、災害時にどこかしらの備蓄品を使えるようにしておくことができる。私が顧問を務める緑風荘病院でも、厨房のほかに備蓄する場所を用意している。厨房では例えばお米なら、ランニングストックという方法をとり、ある程度多めに確保しておき、通常時の食事は古いものから消費する。同時に、その際に使用した分を補充するという流れをつくり、常にお米が数百kg残るような対応をとっている。これは缶詰なども同様である。

　反対に、普段使わないようなアルファ米や粉末のスープといったものは厨房以外の場所で保管し、万が一、厨房のある建物が被害にあっても、別の場所の備蓄は利用できる状態にしている。

　しかし、東日本大震災以降、備蓄に対する関心は高まっているものの、実際の現場では思うように備蓄が進んでいないという話を耳にする。理由の一つとして挙げられるのは所属先の経営者の理解が得られないというもので、これは単純にお金の問題もあるが、経営者側に備蓄の有意性を伝えられていないといったことも考えられる。時折、食品の発注は委託給食会社が行っていることから備蓄が進まないという声を聞くことがあるが、備蓄の準備に関しては施設側が行うべき部分なので、備蓄の重要性を病院・施設全体にどのように周知させるのか、また、どう理解してもらうのかという部分で、プレゼンテーション能力も鍛える必要があるだろう。

　食品や水の備蓄のほかに事前に備えるものとしては、非常時のマニュアルがある。東日本大震災を受けて、新たにマニュアルをつくった施設もあると思われるが、マニュアルを作成するときに大事なことは、1つの部署に任せず多くの職種がマニュアルづくりに携わることである。こうすることでさまざまな職種の立場からの意見を取り入れることができ、災害時の想定や検討、決定ができる。また、マニュアルが一度完成した後、1か所ずつであっても、随時ブラッシュアップをすることも重要となる。こうすることで、そのときの最新情報が記載されるという点はもちろん、職員全体に「もし災害が起こったら…」という意識を薄まることなく保つことができるといったメリットもある。

2　災害医療に対する正しい知識の重要性

　災害発生時、市民を受け入れる際には、病院であれば待合室や空きベッド、施設であればデイルームなどを開放し避難所にするケースが考えられる。これは、日頃の職場が被災

特集　大災害における被災者の栄養管理

者の生活の場になるということで、平常時とは異なり病気ではない人と接することを意味するが、その際、入院患者と同じ感覚で接しようとするのは間違いである。避難所にいる人にとってそこは、あくまでも自宅に代わる場所であって、病気の治療をしてもらうためにいるわけではない。

東日本大震災の支援の際、管理栄養士の動きで課題に挙がったのが、まさにこの被災者への介入の仕方で、被災者に対して病院での栄養ケアと同様の見方をしていたという点である。

具体的には、被災者の栄養状態をみて「これが不足しているので食べてくださいね」と指導したり、栄養補助食品や経腸栄養剤を配るなどの支援を行っていたのだが、災害時では、そもそもバランスのよい食事はむずかしく、ましてや被災するまでは自宅で普通の食事をしていた人に向けて、いきなり栄養指導をしたり、栄養補助食品を渡しても受け入れてもらえない。基本的に被災者の栄養状態には緊急性はないため、どうにか日常の食事に近いものを提供するサポートがこの場合、大切となる。

このような事例からもわかるように、管理栄養士はこの災害時の医療という分野に関して、まだ勉強が足りていないといえる。前述の入院患者と被災者との栄養管理の考え方の切り替えがうまくできないほかにも、被災者に対して、言ってはいけないことを発言してしまうという問題も抱えている。

災害時に支援者として現地に入れば、メンタル的な支援も必要になる。実際、東日本大震災発災時、ほかの職種は現地に入る前にサイコロジカルファーストエイド（PFA：psychological first aid）という、災害医療に対する介入方法の研修を受けていたが、管理栄養士の場合、当時、人を集めるのがやっとで研修を受ける余裕がなかった。

その結果、「被災した方に対し何か話さなくては…」と思ってしまい「命があっただけでよかった」というような言葉かけをしたり、根掘り葉掘り聞いたりしてしまうことがあった。

被災をした人に対しては、話しかけることが重要ではなく、そばに寄り添いその人自身を受け入れる姿勢や態度、被災者という負のレッテルを貼らないことが大切となる。「あなたは被災者なんだから」という目で見ず、一人の人間として尊重し、自然に回復していくのを手助けしながら見守っていく。そうした姿勢が災害医療では求められる。これは普段の業務で「あなたは患者なんだから」と声をかけないのと同じと考えてよい。

災害医療はメンタル部分への介入が非常にむずかしいうえに、被災者だけではなく支援者側の精神的負担にも留意すべきである。そのため介入方法のみならず、セルフケアに関するルールも知っておくことも重要となる。こういったことを学べるのがPFAの研修であり、管理栄養士は今一度、災害医療に関して学ぶ必要性がある。

3 管理栄養士だからこそできる支援

　では、実際に管理栄養士としてどのような支援ができるのだろうか。

　失敗した例として挙げた栄養補助食品や経腸栄養剤の配布についても、これらを本当に必要としているのは病院や施設であって、本来、必要としている人のところへ届けられるよう、食料品の受け渡し先を検討することが、管理栄養士ができる支援の一つである。

　また、海外から届けられる支援物資には、日頃使い慣れない食材が多くある。それらの食材をうまく利用しながら、日本の食形態に合わせた献立を立て、被災者に食べてもらうようにするという部分は、実は管理栄養士にしかできない支援である。

　被災地へ支援に来ている自衛隊に対しても、缶詰を「使ってください」とただ渡すだけではなく「こういう使い方ができますよ」と簡単なレシピと一緒に渡すことで、支援物資が活用されることにつながる。

　ほかにも被災した施設の管理栄養士の事務的な作業の代行や必要な支援物資を代わりに取りに行くことなどで、現地の管理栄養士を休ませてあげることも現実的な支援として考えられる。加えて、ほかの医療支援スタッフのための食事づくりも実は大切で、そうした支援によって、支援者も前向きな活動へと向かうことができる。

　東日本大震災の発生から5年以上の年月が流れた。このときの教訓を忘れず、日頃から「備蓄」という物質的蓄えとともに、研修制度などを活用した目に見えない「ヒューマンスキル」の備えも心がけながら、災害に見舞われたとき、被災当事者としても支援者としても動ける心積もりが大切である。

※本稿は、『ヘルスケア・レストラン』2016年3月号の記事を改編したものです。

特集　大災害における被災者の栄養管理

CASE 1
災害に負けない日頃からの準備と意識

岩手県陸前高田市　永山智絵　松木祐子

1 避難所での食事提供の難しさ

　岩手県南東部の太平洋岸にあり、「奇跡の一本松」で知られる岩手県陸前高田市。同市は、東日本大震災で震度6弱（大船渡市大船渡町の観測点からの推定値）の揺れに加え、津波による浸水高は最高で17.6 m（4～5階建てのビルに相当）、人口2万4,246人に対し行方不明者を含んで1,761人（2015年3月11日時点）が犠牲になるといった被害を受けた。

　看護師で同市民生部健康推進課保健係の副主幹の松木祐子さんは、当時のことを次のように語る。「震災直後は1,200人以上が避難した避難所での対応に追われていました。無事だった保健師、看護師、栄養士とで、震災時のそれぞれの職種での対応を記録として残しておくことにしました」。そのとき作成された表では、栄養分野に関しては、対象者、実態・状況、困ったこと、できたこと、今後やることなどが細かく分類されているのがわかる（表1）。

　実際、避難所には乳幼児から高齢者まで幅広い年齢層かつ、性別、心身の状態、障害の有無などさまざまな被災者が避難しており、年齢や体調などに応じて食事の種類を分けて配布する、といった対応は難しかった。「離乳食が用意できずに離乳食が食べられる乳児であっても粉ミルクに戻してもらうように指導したり、糖尿病や高血圧といった疾患をもつ方に対しても、おにぎりや菓子パンといったものを配食して食べてもらうしかありませんでした」と避難所での栄養管理のむずかしさを松木さんは振り返った。

　このように、食事に対する配慮ができなかった背景には、各避難所では避難者がボランティアとして炊き出しや食事配布などをしていた点が挙げられる。限られた食材しかない状況で、特別な配慮をしながら食事提供してもらうように、ボランティアに求めることは、たとえ行政の職員であってもできなかった。「その場にあるもので、できることを行うこと」が最優先だった。また、同市で保存していた2週間分の保存食のほとんどが津波で流

特別レポートⅡ　災害と食のリスク管理

表1　陸前高田市の被災時の栄養分野の記録（抜粋）

対象者	実態・状況	困ったこと	できたこと	今後やること 日常時	今後やること 発災時
乳児	・小さめの避難所では乳児にもカップラーメンを食べさせていた	・乳幼児関係なく、食事内容を特別にしてもらう配慮ができない状況だった	・粉末のお粥（お湯で伸ばすタイプのベビーフード）の物資を依頼		・避難所運営の方と食事内容の配慮するように調整する
食物アレルギー児	・食物アレルギーをもつ方の情報がなかったため、食物アレルギー用の物資の在庫があっても、届けられなかった。また、相談できる窓口もなかった	・食物アレルギー支援ネットワークを通じて、盛岡アレルギーサークルミルクさんより物資支援や相談の依頼あり。対象者がわからず、対応できなかった	・市民向けに情報提供（ポスター・カード）をお願いされ、避難所や公民館等にポスターを掲示した	・食物アレルギー児をもつ保護者への「緊急時安否確認システム」への登録や、アレルギー食の備蓄の必要性について普及啓発する	
食物アレルギー児、糖尿病・高血圧患者、腎機能障がい等生活習慣病をもつ要援護者	・炊き出しは避難者全員同一であり、特別扱いできない雰囲気があった	・残食の処理の仕方が大変で、食事量の調節や汁物を残すといったことができない雰囲気だった		・災害時での食事提供の注意点やポイントなどの研修会を開催する	・避難所に「食事量が多かったら残す」「汁は捨てる」などのポスターを掲示し、自分で食事量の調節を行える環境を整える
避難所炊き出し	・避難所によって食事内容にはらつきあり	・炊き出しの担当者が疲弊する・ボランティアを上手に使う必要あり			

※編集部一部抜粋、編集

されてしまったことも、食事への配慮が難航した点に拍車をかけた。

　さらに、援助物資として、アレルギー食や低たんぱく食、低ナトリウム食といった特別食利用者向けの食品が届いてからも、在庫で埋もれてしまい見つかりにくくなったり、賞味期限が迫るといった問題も発生していた。

　こうした問題に対して、「震災当時は市の職員ではありませんでしたが、記録を見返すと、派遣されてきた県内外の栄養士に在庫管理と合わせて、対象者や使用目的を表示してもらうほか、配送時の外装に「栄養士行」と明記してもらうように指示を出すといった対応を行っていただきました」と栄養士で同係の永山智絵さんが語るように、現場では問題解決のための対応もとられていた。

　だが、ほかにも「炊き出しに使われている食材や調味料が不明のため、不安に感じながらも食べざるをえなかった」という声が聞かれたりと、当時の避難所ではさまざまな問題が発生していたことがわかる。

2 料理教室を通じて男性の居場所づくりの手助けを

　12年4月に同市役所に入職した永山さんが最初に手掛けたのが、男性の居場所づくりだった。これには、震災後から同市では震災などにより配偶者を亡くした男性が、家事に不安を感じているという背景があった。ボランティアや全国から派遣された栄養士・管理栄養士が被災地域を回るなかで、男性の居場所づくりの必要性の報告が挙がってきたのである。

　このような報告を受け、男性向けの料理教室を開催して基本的な調理技術を教えるほか、コミュニケーションの場としても料理教室を活用するといった取り組みが開始された。

　「震災直後から「お茶っこサロン」と称し、お茶やお菓子を飲み食いしながらおしゃべりをする居場所づくりを仮設集会所などで行っていました。そのなかで、男性を対象とした男の料理教室というアイデアが生まれたのです」と永山さんは、料理教室に至るまでの経緯を語る。

　また、松本さんは、「調理実習ができる施設なども軒並み流されているので、仮設集会所や公民館などにカセットコンロやボール、鍋、食器といった調理機器を一式持ち込んで行う必要があるなど、簡単にはできない一面もありました」と開催までの苦労を語る。

　現在は、市から地元の施設に業務委託をし、月に1度を目安に開催されている男の料理教室。平日昼間の開催ということで参加者には高齢の男性が多いが、震災まで包丁を握ったこともない人が少なくないという。

　この教室を開催することの必要性を、永山さんは次のように語る。「一人ひとりの調理技術に差がありますが、「今日一番の収穫は玉ねぎのみじん切りができるようになったことだ」と達成感で笑顔満面にしている方を見ると、非常にやりがいがあります」。

3 子どもたちへの取り組み

　震災後、仮設住宅に入居できても、台所が手狭なため使いづらく、料理をする意欲が失せ、食に対する関心も低下してしまうという問題が現在も続いている。そのため、料理教室やサロンで栄養や健康について栄養士らが話をする「栄養講話」で、参加者のやる気を引き出すことが重要だと2人は声をそろえる。長期間の避難所生活は食生活が乱れやすいため、災害時であっても、食への意識を低下させないことは、今後の防災対策を検討するうえでは重要事項となる。

　また、「避難所には少し落ち着くと多くのお菓子などが至るところに置いてありました。この点に関しては、大人はともかく、子どもにとっては決してよい環境ではなかったと思

います」(松木さん)。「大人と同じ食事を食べざるをえない状況下においては、食育の意識も薄れることに注意が必要でしょう」(永山さん)と、ともに「食育」の重要性を口にしており、現在は、主に食育に注力した取り組みが始められている。

ほかにも震災以降、母乳から離乳食への移行などがうまく進まなかったケースなども散見されていたことを受け、離乳食教室を開催するほか、地域の医師や歯科医師を中心に、子どもの虫歯や肥満対策などを目的としたプロジェクトが立ち上げられている。

4 新たな活動テーマは「減塩」

これまで紹介したような市民向けの啓発活動に取り組むなかで、昨年秋から脳卒中予防の一環も兼ねて地元のスーパー、食生活改善推進協議会、市などが協力して「減塩」をテーマにした新たな動きが始まった。

この活動は、毎月、「いわて減塩・適塩の日」である28日に、スーパーの店頭で減塩のみそ汁やおかずなどを振る舞い、減塩食をアピールするというもので、実際に減塩食を食べてもらうことで「減塩＝味気ない」という誤解を解いていくことを目指している。

東北という土地柄から、食塩の多い、味が濃いものを好む人が多いことに加え、国の調査で、「岩手県＝脳卒中死亡率全国ワースト1」という結果を受けた。こうしたことから、減塩を意識してもらうことが急務となっている。また、ほかにも地元の医療機関や施設、栄養士会の栄養士・管理栄養士が講師を務め、減塩の普及事業を行うなど、地域と一体となった活動が進められている。

まだ保存食の手配や震災時の食事提供マニュアルの整備など、やるべきことは山積しているが、栄養士ができることについて、永山さんは次のように語ってくれた。

「日頃から食の重要性を市民の方に理解してもらうことで、いざというときでも食への関心を失わず、適切な食事摂取につながると考えます。地道な活動ですが、今後も食の重要性を訴えることが行政の栄養士としての役割の一つだと思います」。

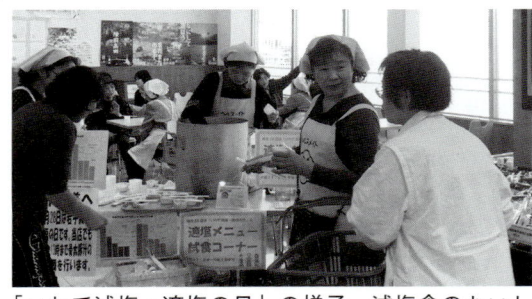
「いわて減塩・適塩の日」の様子。減塩食のおいしさをアピール。

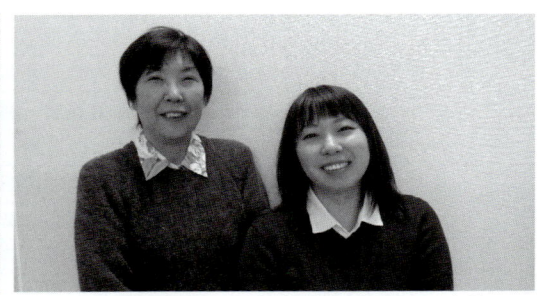
栄養士の永山智絵さん(右)と看護師の松木祐子さん(左)。

※本稿は、『ヘルスケア・レストラン』2016年3月号の記事を改編したものです。

CASE 2
非常事態における安心・安全な食事提供

水海道さくら病院　高谷信子　山田智輝

1　過去の経験から想定したリスク管理

　2015年9月10日、大型台風18号によって引き起こされた鬼怒川の決壊。茨城県常総市の水海道さくら病院（99床）には、この決壊により多量の泥水が流れ込み、厨房のみならず病院1階がほぼ水没した。

　10日当日、水海道さくら病院の管理栄養士の高谷信子さんは、降り続く大雨を見て、浸水の可能性を考え、早目に委託給食会社日清医療食品株式会社に翌日以降3日分の食事を依頼することを決めた。

　「翌朝の簡単な食事と水に加え、経管栄養剤、特別食（透析食）、栄養補助食品などを翌日の昼までには届くように手配しました。この時点で日清医療食品の職員（以下、SV）に緊急時に備えて待機してもらうように依頼していたほか、厨房で働く日清医療食品スタッフにも1人残ってもらうようにしました」。

表1　水海道さくら病院、浸水から厨房完成への流れ

年月日	時間	状況
2015年9月10日		大雨が続く状況で、事前策として3日分の食事を依頼
	午後6時半頃	地下にいる職員へ避難指示
	午後9時頃	厨房水没
9月11日	午前5時頃	院内電源が消失
	午前9時頃	食事到着→朝食提供
～9月12日		院外へ避難
9月14日～		本格的な復旧着手→水没した地階の水をポンプで汲み出す作業
9月21日		汲み出し作業完了→厨房が姿を現す
10月5日		入院再開
10月13日		厨房の再建工事の開始
11月25日		厨房の再建工事の完成

このような行動がとれた背景には、同院の厨房が地下にあり、大雨の際、搬入口から水が入ってしまうことが過去にもあったため、翌日以降の食事提供に支障が出ないようにするためだった。

2 事前策が、患者の安心感を生む

　夕食も済み、事務室で高谷さんが翌朝の打ち合わせ中の午後6時半過ぎ、すでに搬入口あたりから水が大量に入り込んでおり、地下にいる職員へ避難を呼びかける声がかかった。高谷さんも急いで避難した。

　高谷さんは、「地階から1階に上がる階段付近では膝まで水が来ており、一人で歩くのは困難な状況でした。貴重品などは持ち出せましたが、せめて温冷配膳車だけでも移動させられていれば、その後の復興費用が変わっていたかもしれません」と、当時の緊迫した様子を語る。

　同日午後9時には厨房は水没。残っていた病院スタッフ総出で入院患者を2階から3階に移動させた。当日院内に残されていた患者は90人に対し、スタッフは40人。その頃には地上150cm位まで水が上がっていた。

　翌11日午前5時頃に院内電源が消失。固定電話はすでに通じていなかったため、スタッフ個人の携帯電話で外部とやり取りをしていた。

　「当日は病院勤務ではありませんでしたが、翌日から院外から連絡をとって対応を協議しました」と述べるのは、同院経営企画室の山田智輝さん。ただ、不幸中の幸いで、ほとんどの部門長クラスが浸水当日に院内に残っていたため、外部からとるべき対策も明確にすることができた。燃料や薬の手配などは主に外部から行われ、栄養に関しては高谷さんに一任された。

　11日の朝の時点で、SVから「食事の配送が病院まではできないが、病院近くにある水海道消防署までは配送できるので、病院側から消防署に依頼してほしい」との連絡があり、午前9時頃、無事に病院に届けられ、朝食の提供が可能となった。

　「あの状況のなか、通常に近い時間帯で朝食を提供できたため、患者さんに「食事がとれるとは思わなかった」と喜んでいただけました。こうした点も、患者さんの動揺を減らすことにつながったと思います」と高谷さん。

　その後、外来患者、入院患者、スタッフともに自衛隊や消防によって12日までに院外に避難が完了し、入院患者は全員一時転院することとなった。このときも、経管栄養剤や栄養補助食品がすでに届けられていたので、食事には不安がなく次の施設まで患者を搬送することができた。

　「被災中に体調を大きく崩す患者さんが出なかったことに安堵しました」と振り返る高

特集　大災害における被災者の栄養管理

谷さんが判断したリスク管理は、結果として、患者たちの安全と安心へとつながったのである。

3　試行錯誤を経て、厨房再建へ

　水がひいた14日から本格的な復旧作業が着手された。厨房をはじめとして地階は水没していたため、ポンプで水を汲み出す作業が必要だったが、病院としては透析センターの再開の次に、栄養科を再開し、入院患者を早期に戻すことが目標に掲げられた。

　そして、浸水から10日後の9月21日に厨房が、ようやく姿を現した。だが冷蔵庫や配膳車、食器洗浄機などがひっくり返っており、においと泥の被害が甚大だった。さらに、清掃と乾燥の時間が必要なため、工事はすぐには着手できなかった。

　このような惨状を目の当たりにして、仮厨房の設置先が検討され、3階の託児所のキッチンを活用しようということになった。常総保健所と連携をとり、日清医療食品の食宅便を使用することを提案し、決定。次に厨房調理機器の担当者が設置場所や排水設備を確認し、デモ機の貸し出しにより、スチームコンベクションオーブンを設置することができた。

　10月5日の入院再開予定日を目指し、仮厨房は突貫工事で進んでいき、無事保健所からも仮厨房の運営許可が下りることになった。

　当初は、11食で食事提供が再開されたが、その後、20食、30食と徐々に提供食数も増えていった。まだ完璧な食事提供体制ではなかったが、「朝食は出来合いの食材、昼夕は食宅便を使用しました。調理方法が限られるなか、嚥下機能を落とさずに召し上がっていただくために、とろみをつけたり、ムース食や、アミノ酸ゼリーを使い、乗り越えました」と高谷さんの下、創意工夫が施された。

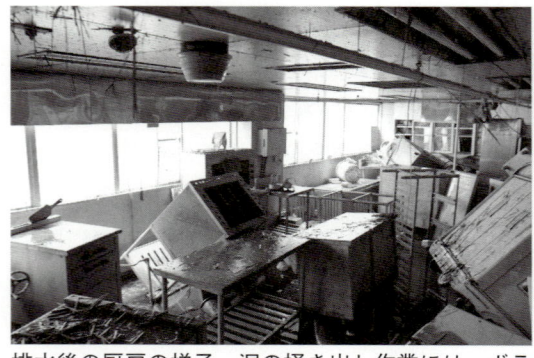

排水後の厨房の様子。泥の掻き出し作業には、ボランティアの力が大きな支えとなった。

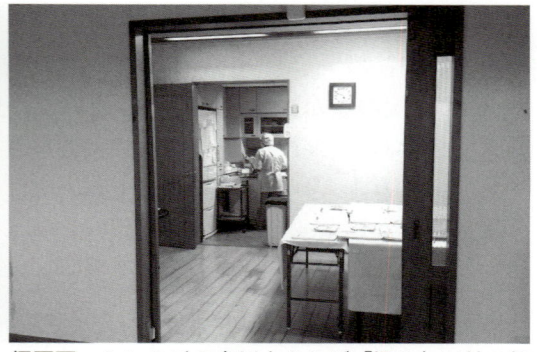

仮厨房。シンクが2台以上あれば「温め」以外の加熱調理が可能となるため、途中からシンクを1台増設した。

特別レポートⅡ　災害と食のリスク管理

　また、看護師などの他職種が食事中の様子を観察し、食べにくい食材などを栄養士に随時報告してくれた。食欲が減退する患者も少なからずいたので、栄養士も病室を巡り、モニタリングで評価しながら、必要な栄養量を計算したり、患者から何が食べたいか聞き取りも行った。こうしたきめ細かな行動は、他職種に栄養管理の必要性を理解してもらえることにもつながった。

4　どんな状況下でも食事の提供を続けることが管理栄養士の責務

　10月13日には厨房の再建工事が開始。排水や配管等などで制限はあったものの、使い勝手が悪かった部分もあわせて修繕し、11月25日に厨房が完成した。

　厨房の完成を受け、山田さんは次のように述べる。「連携先の病院・施設・取引業者様をはじめ、多くの方々からご寄附・ご支援をいただきました。また、クラウドファンディング※の活用もあり浸水から約3か月で全面復旧できました。ただし、被災前のレベルまで患者数は戻っていませんので、今後も努力が必要です」。

　また、高田さんは、今回比較的スムーズに動けた背景をこう語る。「東日本大震災の被災地の病院・施設の管理栄養士の方の状況を聞き、他人事ではないと感じ、震災対策などの勉強会にも参加していたことで、浸水翌日にもかかわらず食事提供ができましたし、その後の復旧作業もうまく進みました」。

　とはいえ、病院の重要書類や非常食、各種連絡先のデータなどが水没し使えなくなるなどの被害もあったことを受け、パソコンのサーバーを地階ではなく上階に置いたり、非常食は保存場所を分散させるなど、これから対策を練らなければならない部分は多くある。

　※インターネットを通じて不特定多数の人から資金を集める手段。

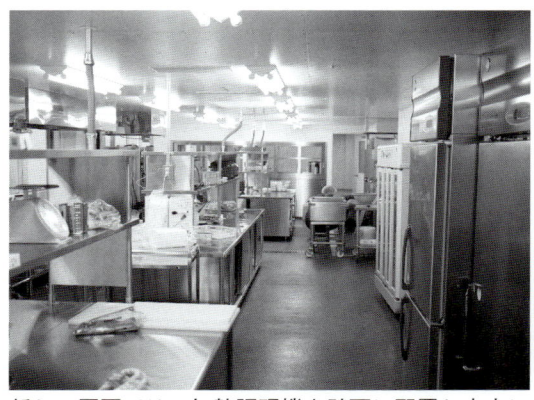

新しい厨房では、加熱調理機を壁面に配置し中央には調理台を設置するなど、動線をスムーズにした。

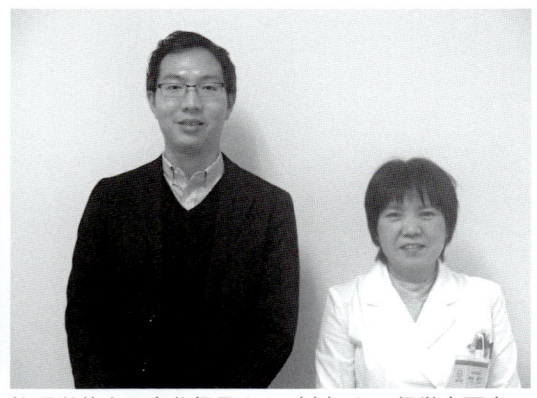

管理栄養士の高谷信子さん（右）と、経営企画室の山田智輝さん（左）。

だが、「災害時や復興に際しても、厨房業務は「食」を担っている部署であるがゆえに、食事の提供業務は中断させず、適切な栄養管理の下で安心・安全な食事を提供することが重要です。そして、それを果たすことが管理栄養士の役割であると考えています」と語る高谷さんを中心に、安心・安全な食事提供のためのさらなる努力がなされることだろう。

※本稿は、『ヘルスケア・レストラン』2016年3月号の記事を改編したものです。

特別対談

金田雅代氏
女子栄養大学 名誉教授

×

西村一弘氏
駒沢女子大学人間健康学部健康栄養学科 教授
緑風荘病院 運営顧問

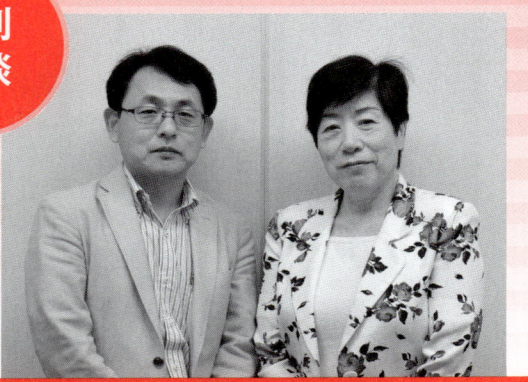

あの震災から学ぶ食のリスク管理

　2016年4月、熊本県を中心に大規模な地震が頻発し、多くの住民が避難生活を余儀なくされた。地域では今も避難生活を送る人々が少なくない。さらに避難所では黄色ブドウ球菌による食中毒が発生。さらに避難所に配給される食料が平等に分配されないなど、食に関する問題が浮き彫りにされた。その問題についての解決法はあるのか？ 東日本大震災発生当初から現地で食の支援活動に尽力した西村氏、そして学校給食をもとにした災害支援の必要性を啓発している金田氏に話し合っていただいた。

司会：編集部

● 食育と高齢者の介護予防

司会：まず、お2人のこれまでの取り組みについてお話しいただけるでしょうか？
金田：私は養成校を卒業後、1965年から約30年間、岐阜県多治見市で学校給食や保育園給食の管理栄養士として勤務しておりました。その後、1995年に文部科学省の学校給食調査官として入省しました。入省2年目、腸管出血性大腸菌O157の食中毒事件が発生いたしましたので、学校給食の衛生管理を根本的に見直し、学校給食衛生管理の基準を作成して衛生管理の徹底に取り組みました。さらにその後は、2005年4月にスタートした栄養教諭制度の創設にかかわりました。文部科学省には10年間勤務し、退官後は女子栄養大学短期大学部で教鞭をとり、2015年3月に同大学を退職して現在に至ります。
西村：私は養成校を卒業後、東京都東村山市にある地域密着型医療中心の緑風荘病院でずっと管理栄養士として働いてきました。ここでの仕事は、管理栄養士として糖尿病患者さんの治療にかかわっていくことが中心でした。ご存じのとおり、糖尿病は腎臓病や動脈硬化症など、さまざまな合併症のリスク要因となります。そうした合併症への対応も管理栄養士の重要な使命となりますから、全国各地のご高名なドクターの門を叩き、学ばせて

いただきました。また、糖尿病の治療においては、食事療法はもちろん運動療法も重要です。そのため、健康運動指導士の資格を取得し、糖尿病患者さんの運動療法の指導もしています。さらに2000年からは小児の1型糖尿病患者さんのためのサマーキャンプの栄養スタッフのキャップを務めています。糖尿病の治療にかかわるなかで、小児1型糖尿病の患者さんのなかには「食べると血糖値が上がってしまうのでよくない」と、食べることに対してネガティブな思いをもってしまうことがあります。それは成長期のお子さんにとって、不幸なことだと思い、キャンプ長の医師に協力をお願いして、製薬メーカーなどさまざまな企業にも協賛いただきながら、「皆で食べることって楽しい」と思ってもらえるキャンプを毎年夏に運営しています。

司会：近年は介護予防に力を入れておられましたね。

西村：はい。社会福祉法人緑風会は1946年に結核治療の施設としてスタートしました。当時は結核の薬がなく、手術中心の治療でした。そのため、緑風荘病院も当初は外科系の急性期病院だったのです。呼吸器外科、消化器外科中心の病院から、地域住民の高齢化とともに診療が内科中心となり、2006年の介護保険制度の発足に先立ち、介護老人保健施設グリーンボイスを病院に併設し、リハビリ用のジム機器（高齢者向け）を設置して、まだ日本では導入が珍しかったパワーリハビリを行って地域住民の介護予防を実践していました。現在も顧問として緑風荘病院に在籍しているのですが、東村山市と連携して地域包括ケアシステムを立ち上げ、院内だけでなく、在宅にかかわっているさまざまな専門職と連携して、地域のご高齢の方々をいろいろなフェーズでサポートしています。

司会：現在、普及に取り組んでおられる乳和食も介護予防の一環として提唱されていますね。

西村：きっかけは東日本大震災です。震災発生当時、いずれの避難所においても乳製品がほとんど手に入らない状態でした。このとき、全国の酪農乳業関係者からなる一般社団法人Jミルク（以下、Jミルク）より乳製品の提供協力があり、公益社団法人日本栄養士会（以下、日本栄養士会）との連携のもと、各避難所に牛乳を提供していったのです。それがJミルクと日本栄養士会との協力関係構築のきっかけとなり、乳和食の普及運動へとつながりました。

乳和食とは、和食の出汁の替わりに牛乳を使う料理の総称です。牛乳のコクを活かしたこの料理は、出汁を使ったものよりも少ない塩分でしっかりと旨味を感じることができ、塩分制限のある方の療養食として提案できるものです。さらに、牛乳にはたんぱく質をはじめ、カルシウムなどのミネラル、ビタミン類などが豊富に含まれているのでご高齢の方々のサルコペニア予防のための食事としても優れていると思います。

金田：新潟県三条市は同市が提供している米飯給食に牛乳が合わないということで、2014年12月〜15年3月まで試験的に牛乳を停止し、現在は「ドリンクタイム」を実施されているようです。何かしらで牛乳は提供されてはいますが、2016年6月の同市教育委員会

の学校給食運営委員会会議録を見ますと、PTAから「ドリンクタイムにしたことで、牛乳が嫌いな子はより飲めなくなっています。牛乳が嫌いな子でも飲めるよう工夫を考えていただけたでしょうか」という発言がありました。先ほど西村先生がおっしゃったとおり、牛乳には成長期に欠かせない大切な栄養成分が豊富に含まれています。不足する分をどう補完するのか懸念されます。そもそも学校給食は、日本人が長年かけてつくり上げた理想的な食育教材です。そうした食育教材としての学校給食の意義も考慮していただけるとよいですね。

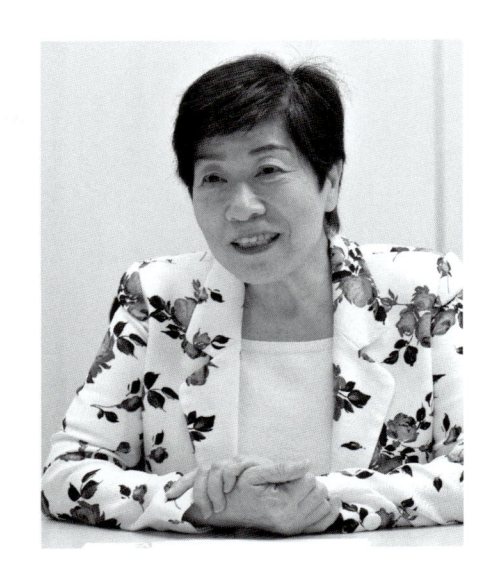

西村：そうですね。それに牛乳は肉や魚に比べて安価であり、たんぱく質源としてコスト的にも優れています。学校給食に最適なたんぱく質源となりますし、在宅で療養されているご高齢の方々のたんぱく質源としてもきわめて有用です。被災地ではどうしてもたんぱく質が不足しますから、それを補うたんぱく質源としても欠かせないものです。多くの方に牛乳のこのメリットを知っていただき、ご高齢の方の栄養ケアや成長期の学童の学校給食、災害時の栄養補給源として活用していただきたいですね。

● 災害支援と学校給食

金田：2011年3月11日、私たちはあの東日本大震災を経験しました。今回の熊本地震において、その経験を活かして効率的な救援活動ができたかと思いましたが、実際にはむずかしかったようですね。

西村：今回の熊本地震の場合、余震が頻発していたので、支援部隊が現地入りしにくい状況だったようです。日本栄養士会は東日本大震災をきっかけにJDA-DAT（The Japan Dietetic Association-Disaster Assistance Team）を組織しており、そのチームを組織的に稼働させ、現地での支援活動につなげられたことが大きな成果だったと思います。特に九州地区はチームワークがよく、福岡・佐賀・大分・長崎・宮崎・鹿児島の各県のJDA-DATが被災地域をブロック割りして、自分たちの県からいちばん近い地区の支援活動に入りました。各県のJDA-DATのリーダーたちが話し合って、こうした形での支援活動を行なったそうです。まだまだ理想には程遠いのですが、東日本大震災のときの活動に比べて、支援体制は数段よくなったと思います。

金田：私は、以前から災害時の食事の提供に学校給食が大きな役割を果たせるのではない

特集　大災害における被災者の栄養管理

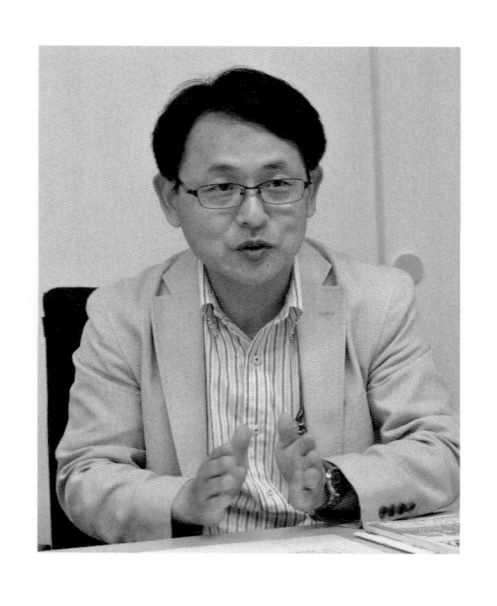

かと考えてきました。多くの場合、災害発生の際には、学校が避難所として開放されますから、調理室で調理できれば食中毒防止の面においても安全・安心な食事の提供が可能になるのです。学校給食が災害時の食事提供の場となる理由は2つです。まず1つは大量調理に適した厨房が備わっており、一定量の食料も常時ストックされているので、避難者の食事を効率的に提供できること。2つ目は、衛生管理に優れていることです。学校給食は学校給食衛生管理基準に則って衛生管理されています。現在、日本全国で約3万1,000か所の調理場で調理され日々約940万食の給食を提供していますが、近年の学校給食における食中毒の発生件数は年間2、3件です。この設備とノウハウを災害時の食事提供に活用しない手はないと思います。

西村：東日本大震災のときは、煮炊きの熱源としての都市ガスの供給が途絶え、食事を提供できなくなるケースが多々ありました。さらに都市ガスの場合、復旧までの時間がかなりかかります。しかし、学校給食の場合、都市ガスの供給がストップしても、プロパンガスに切り替える、あるいは鍋や窯そのものは使えるのですから薪で煮炊きすることも可能です。実際、東日本大震災のとき、そのようにして学校給食の厨房を稼働させていた事例が少なくありません。問題となるのは、調理スタッフのマンパワーでしょうか。学校給食の場合、昼食のみの提供を考えた人員配置になっていると思います。しかし、学校が避難所となった場合、1日3食提供しなければなりません。学校給食職員だけでは足りなくなります。

金田：そうですね。でも、日頃調理しているような食数ではありませんから、シフトを組み人手が不足するところを、他職域の管理栄養士あるいは調理に関係しているボランティアスタッフにお願いするような工夫が必要になるかもしれません。

西村：そのとおりです。誰かリーダーが必要な業務をリストアップし、役割分担を明確にして、人員が不足する業務を周囲に振り分けていけばいいのです。

金田：ただ、実際には学校給食の担当部門と災害対策の担当部門との連携があまりできていません。多くの場合、災害対策部門が主導で進められるため、巨大な災害用食料備蓄倉庫を建て、そこに乾パンや缶詰などがストックされたままの状況です。それを否定するわけではありませんが、こうした食料はあくまで一時的なものであり、ある程度、状況が落ち着けば、人は温かい食事に癒しを求めるようになります。そのとき、学校給食を活用できるようにしておかないと被災された方々が求める支援につながっていかないと思うので

す。

西村：災害直後であれば、乾パンでも菓子パンでも、とにかくエネルギーを補給できるものなら何でも食べてもらうような状況だと思います。しかし、そのような状況は3、4日が限界です。その後はいかに日常の食事に近いものを提供できるかが管理栄養士にとって支援の勝負となります。ところが、これがなかなかうまくいかないのです。芸能人が炊き出しで訪問するような避難所であれば、1日3回、しっかりと調理された食事が出てくるのですが、そうでない避難所の状況は悲惨です。東日本大震災のとき、ある避難所で避難者の方から「地震発生から3週間経ってもこんなものしか出てこない」と言われました。その食事というのが、ビスケットとトマト、ジュースの缶詰、グレープフルーツ1個。これが1日の食事のすべてなのです。「炊き出しはないのですか？」と聞くと、あることはあるのです。しかしその内容はカレーとちゃんこ鍋であり、それが毎日続くのです。聞くところによると、熊本地震の避難所でも同じような状況だったところがあるようです。毎日、同じものばかりでは飽きてしまいますし、栄養管理のうえでも問題です。

金田：支援物資を一か所で管理して、各避難所に平等に分配することはできないのでしょうか？

西村：東日本大震災発生後、内閣府と各職能団体との話し合いがあったので、日本栄養士会として内閣府の担当者に「なぜ、いつも菓子パンばかりが支給されるのですか？」と聞いたことがあります。すると、衛生管理上やむを得ないそうです。たとえばロールパンは、1袋に6、7個入っています。これを避難所で分配しようとすると、袋から取り出したロールパンを人の手を介して2、3個ずつ手渡していくことになります。その過程で食中毒が発生するリスクがあるというのです。食パンも同様です。したがって、菓子パンなどはじめから個包装されているものしか提供できないとのことでした。

金田：食中毒のリスクはもちろん留意しなければならないことですが、支援物資を調理場で小分けすることは可能ですし、少し手を加えれば目先も変えられそうです。心を癒す食事の観点が求められますね。

西村：学校とJDA-DATが連携し、組織的に活動ができるようになると、かなり状況が変わると思います。ただ、そのためには越えなければならない行政の壁があります。日本栄養士会が学校給食の領域で活動しようとすると、市区町村の行政の許可がいるのです。

金田：各市区町村の食育計画は、行政と栄養教諭などが一体となって作成しています。災害支援においても同じように行政と連携して取り組めるといいのですが……。各地の給食センターには常時2日分ほどの食料が備蓄されていますから、その食料と厨房機器、栄養教諭をはじめとする給食関係職員を活用すれば、さまざまな支援ができると思うのです。南アルプス市では2008年から、行政主導で防災訓練時の炊き出しが行われていて、調理場でご飯を炊き、おにぎりにして各町内の自治会などが給食センターに取りに行って、それぞれの地域で食べるという訓練をされていました。今年は熊本地震被災地でのおにぎり

特集　大災害における被災者の栄養管理

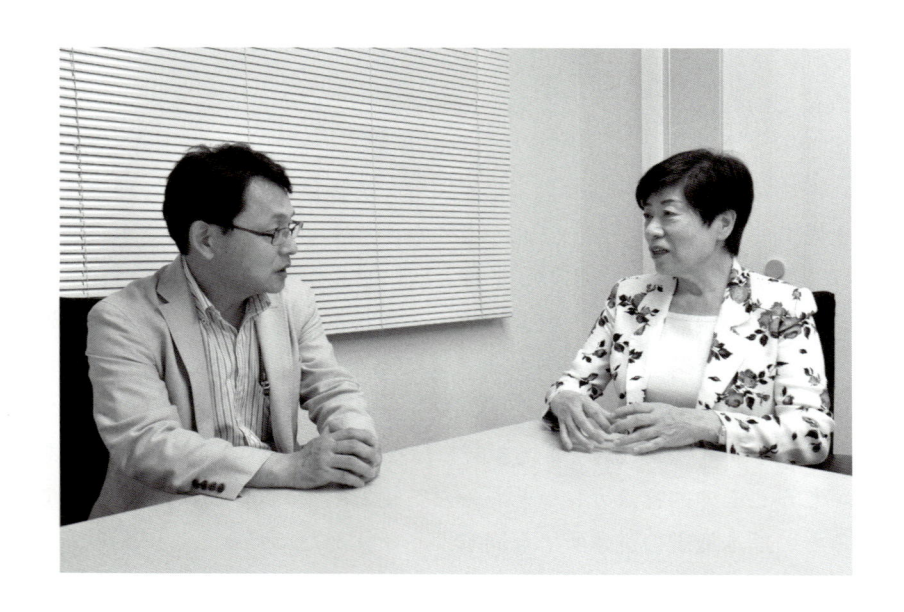

が原因の食中毒が発生したため、一端廃止のようですが、給食センターでは調理員が参集さえすれば、いつでも炊き出しの実施は可能になっているようです。

西村：そうした活動のなかにJDA-DATを位置づけていただけると、災害発生時に全国から管理栄養士が集まって支援活動を行えます。今、救急救命医などからなるDMAT（Disaster Medical Assistance Team）が組織されており、どこで災害が起こってもすぐに救援に入る体制になっています。各地の給食センターとJDA-DATが連携して、DMATと同じように災害が起こればすぐに支援できる体制になるといいですね。

● 災害支援で求められる管理栄養士の資質

司会：災害支援に従事するJDA-DATメンバーには、どのような養成プログラムが用意されているのですか？

西村：2016年9月に当大学で3日間かけたJDA-DATリーダー育成研修を行いました。受付締切までに定員を大幅に越えた申し込みがありました。熊本地震を受けて、何か災害が発生したときに手を差し伸べたいという管理栄養士がそれだけいるということだと思います。

　実際の研修では、具体的な支援のノウハウも教えるのですが、何より重視しているのは、サイコロジカル・ファースト・エイドという国際的にコンセンサスのとれた被災者への接遇法について学ぶことです。DMATに参加している医師や看護師などは全員これを受けて被災地に入っています。しかし、管理栄養士はこれまでこれを学ぶ機会がなかったので、本研修のカリキュラムに組み込んでいます。サイコロジカル・ファースト・エイドについ

て簡単に説明すると、被災された方々の特殊な心理状態を十分に把握して、その方々にどう接すればいいのかを解説したものです。これを知らないと、よかれと思って被災地で行った栄養相談が被災された方々の心を傷つけてしまいかねません。

金田：学校給食の喫緊の課題に食物アレルギー対応があります。保護者との面談も頻繁に行われています。お子さんの成長と食事にかかわる非常に重要でデリケートな問題ですから、言葉の使い方にとても気をつかいますので、接遇の重要性はよくわかります。そうした接遇面も含めて、被災された方々に対し、災害の規模にあわせた組織の活動マニュアルのようなものがあるといいですね。

西村：まさにおっしゃるとおりです。日本では、都市型災害や地震、火山の噴火、台風、洪水、東日本大震災のときのような大規模な津波など、多様な災害がさまざまな規模で発生しています。その災害の種類や規模に応じて、現地でやるべきことは微妙に異なってくるのです。先ほどの研修では、この災害の種類や規模をすみ分けしながら、管理栄養士としてやるべきことを教えています。

また、災害は発生から経時的に状況が変化していきます。DMATの医師たちは、災害発生時という超急性期の段階での救命が究極の課題となります。しかし、時間とともに状況が沈静化し、亜急性期から慢性期になってくると、DMATの医師たちが行うべきことが少なくなってきます。代わって、長期化する避難所生活などで生活習慣病などの慢性疾患のリスクが高くなってきます。このフェーズこそ管理栄養士が力を発揮すべきときです。血糖コントロールにしても、急性期の医師からすれば「低血糖さえ起こさなければ300mg/dLでも大丈夫」と考えるかもしれません。しかし、その方が寝たきりで褥瘡ができていたとしたら、高血糖状態では褥瘡の治癒が長引きます。ですから、管理栄養士はここでその医師にそれを説明して、血糖コントロールを図る栄養介入方法を伝えなければなりません。

東日本大震災のときも熊本地震のときも、被災地に入った管理栄養士たちは、倒壊していない家で生活する人たちの家々を回りました。避難所にはDMATの医師がいるので、常時医療を受けることができますが、自宅にいる方々は医療が必要であっても、それをどこで受けていいのかわからない状況だからです。そこで私たちは、食事の悩みや今後の生活についての不安などを傾聴してきました。病院で治療を受ける患者さんではありません。皆さん、言い知れない不安に押しつぶされそうになっている方々なのです。そうした方々に対するサイコロジカル・ファースト・エイドをしっかりと身に付けて支援を行わなければならないのです。

金田：それは簡単に身につくことではないでしょうね。常日頃から、意識して訓練する必要があるでしょう。

西村：そのとおりです。日頃の自分のヒューマンスキルを高めることが、被災地でいちばん役立つことなのです。被災地に行く前に付け焼刃で研修を受けても、実際に現地に行く

特集　大災害における被災者の栄養管理

とそのスキルを使うことができないでしょう。日々の研鑽が重要なのです。

金田：最近また、地震が頻発しています。もう日本中どこにいても災害はいつでも起こりうると自覚すべきなのでしょうね。

西村：そうした状況のなかで学校が果たすべき役割は大きいと思います。全国どこにでもあり、災害が起こればすぐに避難所として利用されるのですから。これが災害支援を専門とするチームとうまく組織として動けるようになれば、災害支援全体が変わっていくでしょう。

かねだ・まさよ◎岐阜県生まれ。愛知文教女子短期大学卒業後、岐阜県多治見市で栄養士、管理栄養士として勤める。1995年から文部科学省学校給食調査官を務め、2005年4月から導入した栄養教諭の制度化に取り組む。05年、女子栄養大学短期大学部教授。15年4月、女子栄養大学栄養科学研究所客員教授、16年10月より現職。管理栄養士、栄養教諭、教職員、保護者、一般対象の関連シンポジウムや研修セミナーでの講演等を精力的に実施。

にしむら・かずひろ◎二葉栄養専門学校卒業。新潟医療福祉大学大学院健康栄養学科修士課程修了。1982年、社会福祉法人緑風荘病院に入職、栄養室、健康推進部主任を務める。2015年4月より現職。公益社団法人日本栄養士会理事、公益社団法人東京都栄養士会会長、NPO法人西東京臨床糖尿病研究会理事など要職多数。

第 1 部
食の安全と情報
：間違った情報に惑わされないために

松永 和紀　科学ジャーナリスト

はじめに

第1章 食品のリスク

第2章 放射能汚染

第3章 農薬

第4章 食品添加物

第5章 健康食品

第6章 微生物

第7章 輸入食品

第8章 情報を読み解く力をつける

第1部　食の安全と情報：間違った情報に惑わされないために

はじめに

　「食の安全」に関して情報が氾濫している。間違った情報、非科学的な情報も目立つ。多くの人が情報を識別できず、不安を感じている。

　食品の科学は急進展しているのにそれらが知られておらず、昔からのイメージで語られている。また、「天然・自然であれば安全で健康的であり、人工合成は危険」というような二元論で理解されやすいが、実際にはそのような単純な話ではない。

　第1部では、具体例を挙げながら食の安全を巡る情報を検討していく。

第1部 食の安全と情報：間違った情報に惑わされないために

第1章 食品のリスク

1 天然自然の、多種多様な毒性物質

　食品には多種多様な物質が含まれている。重量として多いのは炭水化物やたんぱく質、脂質など、おなじみの栄養成分である。だが、その他の微量成分は数が多い。ポリフェノールなど、人に健康効果をもたらすようなものもあるが、一方で毒性物質、発がん物質も含まれる。毒性物質や発がん物質は、人工的に添加された農薬や食品添加物ではなく、自然に生成した物質である。未知の物質もある。

　「天然・自然だから安全」というフレーズが食品や化粧品などでよく使われるが、間違っている。例えばフグ毒のテトロドトキシンは、青酸カリの1,000倍程度の急性毒性をもつ猛毒である。毒キノコ、貝毒など、天然物による食中毒は毎年、相当数起きている。ある種のカビが作る「アフラトキシン」という物質は、きわめて強い発がん物質なのである。また微生物のなかには、病原性をもつ腸管出血性大腸菌など、食品に付着し人に深刻な健康影響をもたらすものが少なくない。

　最近は、加熱調理によって発がん物質ができることもわかってきた。例えば、魚や肉を直火で強く加熱すると、焦げのなかに多環芳香族炭化水素という発がん物質ができる。燻製食品にも、比較的多く含まれる。

　食品の原材料に含まれるブドウ糖や果糖などの還元糖類とアスパラギンというアミノ酸が120℃以上の高温で加熱されると、化学反応が起きてアクリルアミドという発がん物質ができることも2002年にスウェーデンの研究で明らかとなった。フライドポテトやポテトチップス、ビスケットやパンなどに多く含まれる。また、もやしなどの野菜炒めでもできている。平均的な食生活を送る日本人では、推定摂取量の56％を高温調理（素揚げ、炒め、下炒め）した野菜が占めていることも、内閣府食品安全委員会などの推定でわかってきた。

　アクリルアミドが多いからといって、これらの食品や調理を禁止することはできない。重要な栄養源であり、特に野菜の摂取は食物繊維やビタミンなどにより健康によい効果を

もたらすため、日本人はもっと多く食べたほうがよい。加熱調理は、アクリルアミドなどの発がん物質を作る一方で、殺菌効果をもたらし食品をおいしく食べやすくもする。食品安全委員会は市民に対し、特定の食品に偏ることなくバランスよく適量を食べることで、結果的にアクリルアミド摂取量も抑えるように求めている。

2 「食品だから安全」ではない

　人類は、さまざまな植物や動物などを食べ進化していく過程で、「食べて死ぬ」「体調を崩す」などの経験を積み、フグ毒や毒キノコなど避けるべきものを知るようになった。また、品種改良の過程でも、毒性があるものや苦いもの（毒性がある場合が多い）を避けて、おいしく栄養価の高い野菜などを作り上げていった。

　しかし、弱い毒性物質や発がん物質はすぐに症状が出るわけではないため、気づかない場合も多い。つまり、現在あるさまざまな食品は、急性症状は出ないことは確認されているものの、弱い毒性物質や発がん物質をもつことは否定できないのである。実際に、この20年ほどの科学研究でこれらが次々に見つかっている。

　だが、一般の人たちは、「食品は悪いものは含まず安全」、と思い込んでいる。一般の人たちと、科学者の食品に抱くイメージの違いについて、国立医薬品食品衛生研究所安全情報部の畝山智香子部長は図1のように表している。

　多くの食品はさまざまな栄養素を含み、それにより人は生きられる。したがって、「毒性物質や発がん物質を含むから禁止」とすることはできない。食べるという行為は、「よい栄養をたっぷり、毒性物質も少し」摂取し、生命を保つことにほかならない。

3 ハザードとリスクを理解する

　人に有害性をもたらす要因を「ハザード」という。アフラトキシンやアクリルアミド、腸管出血性大腸菌など、さまざまなハザードが存在する。これらがどの程度の健康影響をもたらすか、すなわち「リスク」は、ハザードのもつ有害性の強さとともに、ハザードをどれくらいの量食べるかで決まる（図2、3）。

　例えば食塩や砂糖であっても、大量摂取すると死に至る。人体実験は無理だが、動物による試験で確認されている。しかし、これらの物質は摂取量が少なくなると体への負の影響は小さくなり、「無毒性量」を下回れば影響を検出できなくなる。一方、フグ毒のテトロドトキシンは急性毒性が非常に強く、ごく少量で致死量に至り、無毒性量を事実上設定できない。

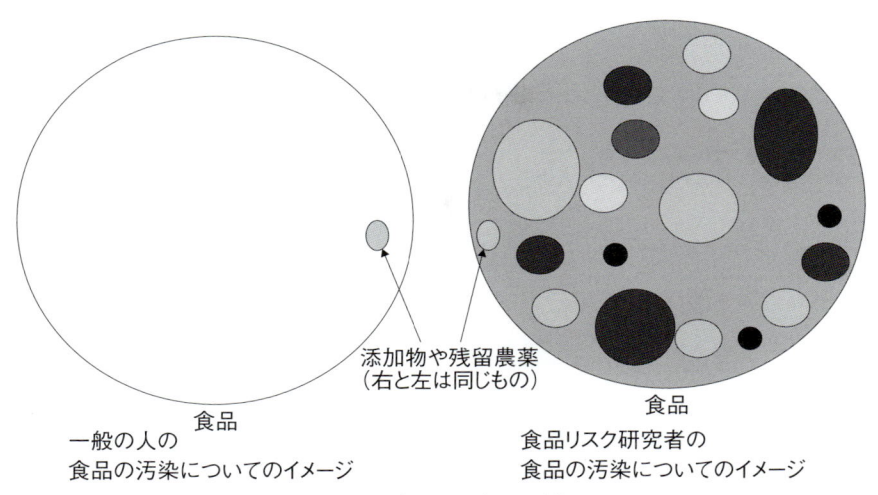

図1 食品のイメージ

(畝山智香子：「安全な食べもの」ってなんだろう？—放射線と食品のリスクを考える．日本評論社，2011の図を，著者の許可を得て一部改変)

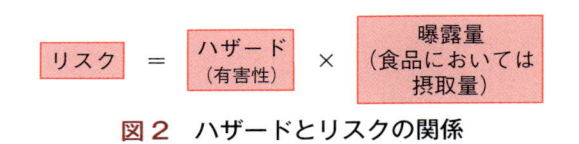

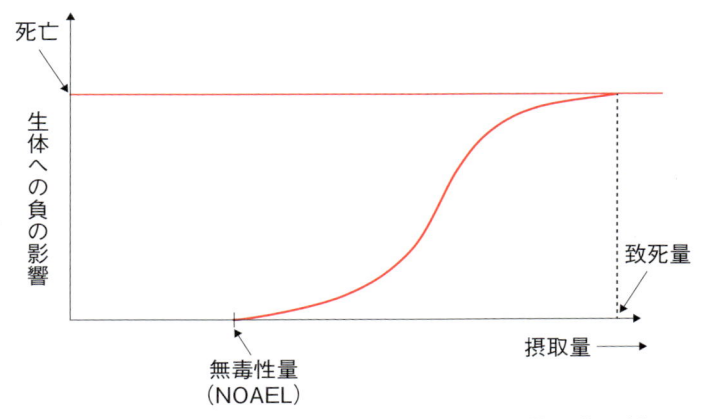

図2 ハザードとリスクの関係

リスク ＝ ハザード（有害性） × 曝露量（食品においては摂取量）

図3 化学物質や微生物などハザードの用量反応関係

微生物も摂取する数によって人や動物に及ぼす影響の大きさが異なるのは、同じだ。海に常在する腸炎ビブリオという細菌は、100個程度食べても人体に影響はないが、刺身などで増殖して1万個以上を食べると発症する人が出てくる。有害性が非常に強い腸管出血性大腸菌の場合には、高齢者や子どもなど弱い人の場合にはわずか数個でも深刻な症状を引き起こす場合がある。

　食のリスクを管理することはつまりは、このような多種多様なハザードを把握し、それ

ぞれの量をコントロールする行動を意味する。

4 リスクアナリシス

　食に関する科学がこの20年ほどで急速に進歩して、これまで未知だったハザードを食品が多く含むことがわかってきた。一つひとつのハザードの有害性と摂取量を検討し、有害性が非常に強いものについてはゼロにするか、ゼロにできない場合は低い数値の基準値

表1　話題になる主なハザードとそのリスク

ハザード	健康へのリスク
残留農薬	食品安全委員会などの評価を経ており、適切に使われれば、リスクは検出されない
食品添加物	食品安全委員会などの評価を経ており、適切に使われれば、リスクは検出されない
アクリルアミド	フライドポテト、野菜炒めなどの加熱調理でできる。遺伝毒性発がん物質であり、摂取量も比較的多い。食品安全委員会や農林水産省が、食材や調理法など多様でバランスのよい食生活を送ることで摂取量を抑えるように求めている
無機ヒ素	体細胞中の遺伝子の変化につながる発がん物質で、自然界に存在し米、ひじきに多いため、日本人の摂取量は比較的多い。食品安全委員会や農林水産省が、米やひじきを食べすぎずバランスよい食生活を送ることを求めている
カドミウム	土壌にあり発がん性があるとみられ、米や野菜などに含まれる。米に比較的多いため基準値が設定されている
BSE（牛海綿状脳症）	牛がプリオンという異常なたんぱく質を食べ発症する。牛の体内で増えたプリオンを人が食べることにより、変異型クロイツフェルト・ヤコブ病となり死に至る。牛の飼料規制などが奏効し近年は発生がなく、リスクは検出されない
腸管出血性大腸菌	牛が保菌しているが症状は出ない。人が肉などを食べて感染すると深刻な影響を受け、死亡したり後遺症に苦しむ人もいる。年間数百人が食中毒となりリスクとしては大きいが、加熱することによって殺菌できる
カンピロバクター	鶏などが保菌しており、近年は鶏肉の生食により患者が増加しており、数千人が食中毒となっている。死亡例はまれだが、一部の患者は手足や顔面が麻痺する「ギラン・バレー症候群」となり、リスクは大きい。加熱により殺菌できる
ノロウイルス	カキなどの二枚貝が汚染されやすく食中毒を招くほか、人から人へも感染する。年間に1万人以上の患者が発生している。直接の死亡例はないが、下痢や嘔吐などにより体力を消耗し亡くなる高齢者が多い。加熱により不活化できる
放射性物質	原子力発電所事故由来の放射性セシウムなどが懸念されたが、米や野菜、肉など人が栽培や飼育で管理できる食品については検出されないか、あっても少なく、リスクは検出されない
トランス脂肪酸	摂取量が多いと心臓疾患リスクなどが高まり、米国では規制が厳しい。日本では、国民健康・栄養調査などの解析により摂取量が少ないことがわかり、公衆衛生上のリスクは大きくないと考えられている。基準値などは設けられず、企業の自主的な削減努力などにより対策が講じられている

を決め、基準値を下回るように生産・流通などを行うことでリスクを管理する（**表1**）。例えば、天然最強の発がん物質アフラトキシンに汚染されやすい輸入トウモロコシは、輸入のたびにサンプリングしてアフラトキシンを測定し、基準を超える場合は輸入禁止となる。

　有害性がそれほどでもないもの、あるいは摂取量が多くないものについては、基準値を設けないこともある。例えば、米には無機ヒ素という発がん物質が含まれる。EUでは基準値が設けられたが、日本はバランスのよい適量の食生活を送っていれば健康に影響が出る懸念はないとして、基準値は設定されていない。

　農薬や食品添加物など、人為的に使うものについては、各種の試験により有害性が非常に詳しく検討され、問題がない物質のみが、摂取量を制限して使われるようにルールが決められ、基準値が設けられている（第3章、第4章で説明する）。

　日本では、2003（平成15）年に食品安全基本法が制定されリスクの概念に基づき食の安全を守る「リスクアナリシス」のしくみが定められた。リスクアナリシスは、リスク評価とリスク管理、リスクコミュニケーションからなる。食品安全委員会が、ハザードの有害性の強さを把握し摂取量を調べてリスクを評価する役割を担う。各食品ごとに基準を設定するなどしてリスクを管理するのは、農林水産省や厚生労働省などである。リスク評価とリスク管理は、国民との意見交換などのリスクコミュニケーションの下、進められる。

第1部 食の安全と情報：間違った情報に惑わされないために

第2章 放射能汚染

1 放射性物質のリスク

　放射性物質は放射線を出して崩壊し、最終的には放射線を出さない安定した物質になる。人は、放射線を大量に受けると致死的な影響を受ける。放射線の量が少ない場合、当初は影響が表れないものの放射線がDNAを傷つけ、それが将来がんにつながることもある。

　2011（平成23）年3月、東日本大震災と津波、それに伴う福島第一原子力発電所事故が起こり、原子炉から放射性セシウムや放射性ヨウ素などが放出され、環境や農産物などを汚染した。国は出荷規制を講じ、2012（平成24）年3月までは放射性セシウムと放射性ヨウ素について、少し高めの暫定規制値を運用した。放射性ヨウ素は半減期が8日間ですばやくなくなっていくが、放射性セシウムはセシウム134が半減期約2年、137が半減期約30年で、影響が長く残る。そのため、2012（平成24）年4月からは放射性セシウムについて新しい基準値を施行した。

　基準値の単位のBq（ベクレル）は、1秒間に1個の原子核が崩壊して放射線を出す能力を表す単位で、食品における数値が大きいほど、放射線を出す放射性物質を多くもっているということになる。放射線を受けたときの体への影響度（被曝線量）を示す単位はSv（シーベルト）で表す。放射性セシウム137が100Bq/kgの食品を1kg食べたときの体への影響（被曝線量）は0.0013mSvとなる。

　食品には、放射性カリウムなど天然由来の放射性物質も含まれ、日本人は年間に0.99mSvを食事によって自然に被曝している。これに上乗せして摂取しても大丈夫な上限線量について、食品の国際的な規格・基準を定めているコーデックス委員会（世界保健機関（WHO）と国際連合食糧農業機関（FAO）が設立した機関）は1mSvと定めており、日本も年間1mSvの上乗せを食品からの許容線量とした。仮に、食べる食品の50%が基準値相当の放射性セシウムを含んでいたとしても、どの年代においても年間に全食品と水から受ける放射線量は1mSvを超えない、という数値として、一般食品100Bq/kg、牛乳50Bq/kgなどの基準が設けられた（**表2**）。基準値相当の食品を1回食べても、1mSvに

表2　食品中の放射性セシウムの基準値

食品群	基準値（Bq/kg）
飲料水	10
牛乳	50
一般食品	100
乳児用食品	50

流通する食品の半分が基準値の放射性物質を含むとしても、どの年代でも年間線量が1mSvに収まるように、数値が設定されている。

比べて著しく低く、基準値を超えた食品そのものが危険、というわけではない。高い数値の食品を長く食べ続けるとよくないため、線引きしてそれを上回るものは流通させないようにするという目的で、基準は設定されている。

2　食品からの放射線被曝は食い止められた

　1986年に旧ソ連で起こったチェルノブイリ原子力発電所事故では、当初、原子力発電所周辺の住民に事故が知らされず、原子力発電所から放出され降下した放射性物質の付いた牧草を食べた乳牛が出した乳などにより、子どもを中心に被曝する被害が出た。これを教訓に、日本では福島原発事故後、すばやく出荷規制などが講じられた。その結果、食品汚染は小さく、健康影響は出ないとの予想が大勢だ。

　事故当初は、原発から放出され降下した放射性物質が、地上の野菜などに直接付着し高数値の汚染もみられたが、それらは処分された。その後は、土壌に降下した放射性セシウムが作物に吸収されて汚染されたり、果樹に付着した放射性セシウムが樹木のなかを移動して果実に集まるなどの問題が懸念され、生産者などが防止策を講じた。そのため2012（平成24）年度以降、食品の汚染は著しく低下している（表3）。ただし、人の管理が及ばない天然の水産物や山菜、野生鳥獣肉などでは、検査の結果、高い数値が出るケースもある。これらは出荷規制がかかったままで人の口には入らないのだが、消費者に区別されて理解されているとは言い難い。

　厚生労働省が2011（平成23）年秋に推定したときの食品からの年間被曝線量の推定は、東京都に住む人で0.0021mSv、宮城県民が0.017mSv、福島県民が0.019mSvで、1mSvにはほど遠い数字だった。2015（平成27）年秋の調査における年間被曝線量推定値は、東京都民で0.0006mSv、福島県沿岸部の「浜通り」で0.0013mSv、内陸部の「中通り」で0.0015mSv、会津地方で0.0009mSvとなった。

　日本生活協同組合連合会も、2011（平成23）年度から組合員家庭の食事中の放射性セシウムを、まるごと測定する調査を行っている。東北を中心に19都県で、家庭の2日分

表3　栽培や飼育管理が可能な肉や野菜などの品目群における放射性セシウム濃度

食品中の放射性セシウムの濃度（Bq/kg）	2011年	2012年	2013年	2014年	2015年
25以下	79,073 (96.1%)	184,431 (98.5%)	217,770 (98.9%)	204,970 (99.8%)	235,881 (99.8%)
25超100以下	2,324 (2.8%)	2,373 (1.3%)	2,283 (1.0%)	426 (0.2%)	371 (0.2%)
100超	830 (1.0%)	399 (0.2%)	87 (0.04%)	5 (0.002%)	5 (0.002%)

17都県の自治体などが行い厚生労働省に報告した検査結果の集計。福島県の米の全袋検査などは含まれていない。パーセンテージは四捨五入してあるため、足しても100%にならない場合がある。

（農林水産省資料）

　の食事（6食分と間食）を提供してもらい混合して1サンプルとし、放射性物質を測定する。測定下限値は1Bq/kgである。2011（平成23）年度は250世帯の食事を調査し、96%は測定下限を下回った。4%、11家庭からは放射性セシウムが検出されたが、最大でも11.7Bq/kgにとどまった（この数値の食事を毎日食べ続けると仮定したときの年間被曝線量は0.136mSv）。2012（平成24）年度は456世帯、2013（平成25）年度は388世帯、2014（平成26）、2015（平成27）年度はそれぞれ約250世帯の食事を調べた。検出割合、最大値は年々下がり、2014（平成26）年度はついに放射性セシウムの検出はゼロとなり、2015（平成27）年度も同様であった（表4）。調べる世帯のうち毎年100世帯は福島県在住だが、特に福島県産を避けているわけではなく、普段どおり食べている人たちという。

　放射線を受け被曝した場合のがんリスクが、ほかのさまざまなリスクと比較してどの程度のものなのか、国立がん研究センターが公表している（表5）。食品を摂取して100mSvを被曝するよりも、野菜不足や塩分のとりすぎなどのほうがリスクとしては高い。食品からの被曝は、高い見積もりでも2011（平成23）年で0.1mSvを超えるくらいであり、現在は0.01mSvを大きく下回る。原発由来の放射性物質の食品汚染への懸念をもつ必要は、現状ないと考える。

3　福島県は、米の全袋検査を実施

　福島県産の米は、県により玄米の段階で全量全袋検査（1袋30kg）が実施され、放射性セシウムが基準値を超過しないことが確認されたのちに出荷されている。2014（平成26）年度は1,100万袋あまりを検査し、基準値の100Bq/kgを超えたのは2袋であった。99.98%は、測定下限値の25Bq/kgを下回り放射性セシウムを測定できなかった。2015（平成27）年度は1,049万袋あまりを検査し、基準値を超えたものはなく、99.99%は測定下

表4　日本生活協同組合連合会陰膳調査結果

	調査数	検出数	測定最大値	内部被曝年間推定線量の最大値
2011年度	250	11	11.7Bq/kg	0.136mSv
2012年度	671	12	4.2Bq/kg	0.053mSv
2013年度	435	7	3.7Bq/kg	0.051mSv
2014年度	256	0	0	放射性セシウムが全家庭の食事から検出されなかったため、推定できず
2015年度	263	0	0	放射性セシウムが全家庭の食事から検出されなかったため、推定できず

各家庭に2日分の食事（6食分と間食）を提供してもらい、測定した。その食事を1年間継続して食べた、と仮定した場合の内部被曝年間推定線量を算出した。食品には、原発事故とは関係のない自然の放射性物質が含まれており、食品からの自然の内部被曝線量は年間0.99mSv程度とみられている。

（日本生活協同組合連合会：http://jccu.coop/topics/radiation/intakeresult.html）

表5　放射線や生活習慣によってがんになるリスクの比較

放射線の線量（mSv）	生活習慣因子	がんの相対リスク
1,000～2,000	 喫煙者 大量飲酒（毎日3合以上）	1.8 1.6 1.6
500～1,000	 大量飲酒（毎日2合以上）	1.4 1.4
200～500	 やせ過ぎ（BMI＜19） 肥満（BMI≧30） 運動不足 塩分の取り過ぎ	1.19 1.29 1.22 1.15～1.19 1.11～1.15
100～200	 野菜不足 受動喫煙（非喫煙女性）	1.08 1.06 1.02～1.03
100以下		検出不可能

放射線による発がんリスクは、広島・長崎の原爆による瞬間的な被曝から推定している。生活習慣のリスクは、国立がん研究センターなどによる40～69歳の調査から推定された。

（消費者庁：食品と放射能Q&A）

限値を下回った。

　また、野菜や牛肉、豚肉、鶏卵、牛乳なども、県や産地の農業協同組合（JA）、日本生活協同組合連合会などが年間数万件に上る検査を行っているが、測定限界を下回るものがほとんどとなっている。

　これらの結果は、関係者の努力の賜物である。福島県の農家は指導を受け、イネの栽培

時にカリウム肥料を多く施してイネが放射性セシウムを吸収しにくい条件にした。また、果樹の樹皮についた放射性セシウムを、樹皮をはぎとったり水を強い圧力であてて洗浄したり、枝自体を伐採してしまうなどして除去した。家畜の飼料の管理なども行った。

4 福島県産の水産物も試験操業

　福島県では、津波により水産業は大きな打撃を受け、原子力発電所の事故もあり操業停止となった。事故直後の2011（平成23）年4～6月には、検査のためにとった水産物の53%が、現在の放射性セシウムの基準である100Bq/kgを超えていた。しかし、時間がたつにつれて基準超過は減った。2016（平成28）年4～5月は、1,470検体が調べられ、基準値の100Bq/kgを超えたのはわずか1件だった。

　原子力発電所からは放射性セシウムではなく、放射性ストロンチウムも放出され、これらは骨に蓄積しやすいとして懸念された。しかし、ストロンチウムの放出量は少なく、海水や水産物からはほとんど検出されていない。

　今でも、福島県の沿岸漁業と底引き網漁業は操業が自粛されているが、放射性物質の濃度が低減したのを受け、一部の魚種で試験操業が始まっている。モニタリング検査で、基準値を大きく下回っていることが繰り返し確認された魚種だけを選び、試験的にとって一部は検査し一部は販売し、卸売市場などの反応を聞く、ということを繰り返している。対象魚種はマダラやカレイ類、タコ類など73種類である（2016（平成28）年6月現在）。ただし、とられている量はまだ、ごくわずかとなっている。

　国や県、生産者団体などが行う検査は今も膨大な件数に上っており、結果は公表されている。人による管理が難しい水産物や山菜、野生キノコ、イノシシやシカ、クマなどの肉を除き、基準値超過はほぼ、見つからない。ところがそうした実状は消費者になかなか浸透せず、汚染を懸念する人もいる。風評被害を防ぐため、国や福島県などが現状や放射線のリスクを説明し意見交換するリスクコミュニケーションが、今も続いている。

第1部　食の安全と情報：間違った情報に惑わされないために

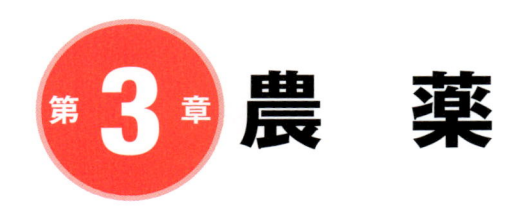

第3章　農　薬

1　農薬には厳しい審査がある

　農薬は農薬取締法や食品衛生法などにより規制されている。勝手に製造したり輸入販売したりすることはできず登録制となっており、国に届け出て審査を受ける必要がある。審査は、病害虫への効果や作物に害を及ぼさないことが確認されるだけでなく、作物を食べる人や農薬を使用する人への安全性が検討され、問題がある場合には登録できない。また、環境中のほかの生き物への影響もある程度は調べられ、土壌などにどれくらいの期間残留し分解されていくかなども調べられ、一定の基準をクリアしなければならない。

　現在、日本では安全性について**表6**の試験を行い、問題がないことを確認することが求められている。害虫や雑草などターゲットの生物は防除し、人をはじめとするほかの生

表6　農薬登録時に求められる安全性に関する試験

急性毒性を調べる試験	急性経口毒性試験／急性経皮毒性試験／急性吸入毒性試験／皮膚刺激性試験／眼刺激性試験／皮膚感作性試験／急性神経毒性試験／急性遅発性神経毒性試験
中長期的影響を調べる試験	90日間反復経口投与毒性試験／21日間反復経皮投与毒性試験／90日間反復吸入毒性試験／反復経口投与神経毒性試験／28日間反復投与遅発性神経毒性試験／1年間反復経口投与毒性試験／発がん性試験／繁殖毒性試験／催奇形性試験／変異原性に関する試験
急性中毒症の処置を考える上で有益な情報を得る試験	生体機能への影響に関する試験
動植物体内での農薬の分解経路と分解物の構造等の情報を把握する試験	動物体内運命に関する試験／植物体内運命に関する試験
環境中での影響をみる試験	土壌中運命に関する試験／水中運命に関する試験／水産動植物への影響に関する試験／水産動植物以外の有用生物への影響に関する試験／有効成分の性状、安定性、分解性等に関する試験／水質汚濁性に関する試験

農薬の製造や販売のために、農薬メーカーに求められる安全性に関する試験成績項目。これら毒性に関する試験のほか、農薬としての効果試験や自然環境中に残留しにくいことを確認する試験などすべてで問題がないことを確認しないと、製品化できない。

第1部　食の安全と情報：間違った情報に惑わされないために

き物には影響を及ぼしにくい「選択毒性」を活かした農薬の開発が進んでいる。

　農薬が使われ始めた1950年代、1960年代には、毒性の強い農薬が使われ、発がん性も懸念されていた。環境中で分解しづらく残留蓄積する農薬も多用された。そのため、米国の生物学者レイチェル・カーソンの小説『沈黙の春』などが出版され、農薬に反対する市民運動も盛んとなった。その結果、1960年代から1970年代はじめにかけて、問題のある農薬が次々に使用禁止となった。以降、農薬を管理する規制は、海外でも日本国内でも年々厳しくなってきた（**図4**）。

　農薬の残留基準を設定するにあたっては、食品安全委員会が企業から提出されたデータや国内外のさまざまな文献などにより、その物質のハザードを把握し、摂取量によって体への影響がどのように変わるかを検討する。具体的には、動物に長期間摂取させて体への影響をみる試験の結果を集め、ラットやイヌなど、複数の種類の動物で影響がみられない「無毒性量」を決定する。それが動物の試験であることや人による個人差が大きいことなどを考慮して、無毒性量に安全係数として1/100をかけ算した数値を、「人がその農薬を毎日一生涯にわたって摂取し続けても、現在の科学的知見からみて健康への悪影響がないと推定される1日当たりの摂取量」（1日摂取許容量＝ADI）とする（物質によっては、安全係数として1/1,000を用いる場合もある）（**図5**）。ここまでが食品安全委員会の担当。その後、厚生労働省が中心となり、一般的な食生活をしているときに多種類の食品を食べ

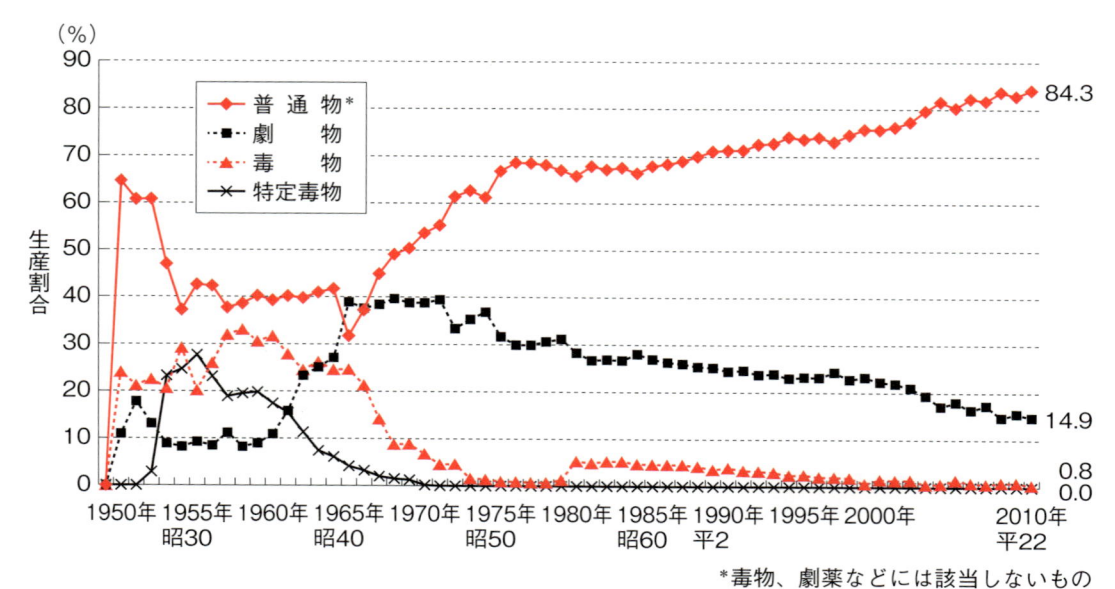

*毒物、劇薬などには該当しないもの

図4　農薬の毒性別生産金額割合の推移

1950年代から1960年代にかけては、急性毒性の強い特定毒物や毒劇物の割合が高い。農薬は3年ごとに登録を更新しなければならず、規制は年を追うごとに厳しくなっており、毒性の強い農薬は減っていった。現在は、毒物や劇薬等に該当しない物質（普通物）が8割以上を占める。

（日本植物防疫協会：農薬概説．日本植物防疫協会，2012）

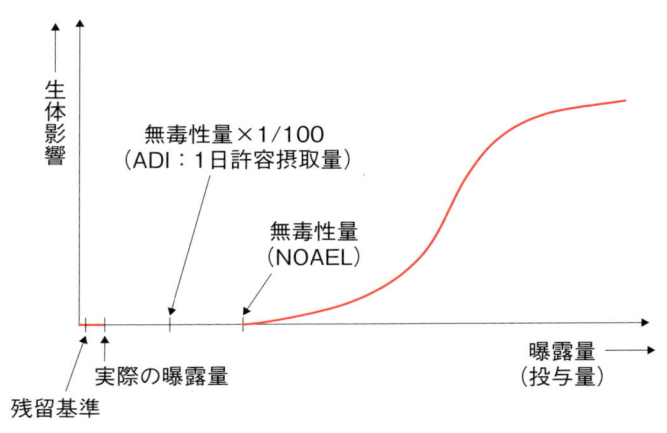

図5 農薬や食品添加物におけるADIの設定

たとしてもADIを超えないように、各食品にADIの量を振り分けて、各食品の残留基準を決める。

　2014（平成26）年からは、動物実験で一度だけの摂取であれば影響が出ないという量を求め、そこからやはり安全係数として1/100をかけ算して、「人がその農薬を24時間またはそれより短い時間経口摂取した場合に健康に悪影響を示さないと推定される1日当たりの摂取量」（急性参照用量＝ARfD）を決めるようになっており、残留基準を設定するときにも考慮されている。

　こうしたしくみにより農薬の残留基準は設定されているため、基準値は健康影響が出る量より著しく低く、基準を超過したからといってその食品を食べたら危険、というわけではない。放射性物質、農薬などに限らず残留基準は「その値を超えたら危険」ではなく、基準値を超える食品が流通しそれをしばしば食べるような状況だと、摂取量が増えて健康影響をもたらす量に近づいてしまうため、その状況を事前に防ぐために設定される線引きの数字といえる。したがって、かなり予防的な数値設定となっている。

　農薬は製品ごとに、使ってよい作物や使ってよい期間、希釈倍率などが決まっており、生産者がそれらを厳しく守り正しく使うことによって、残留基準などが守られることになる。正しく使われれば、農薬が残留基準を超えることはない。

　厚生労働省が毎年、一般的な食生活の場合に、1日にトータルでどの程度の農薬を摂取しているかを調べているが、ほとんどの農薬はADIの1％以下にとどまっており、健康影響の懸念がないことがわかっている。

2 高温多湿の日本で病害虫対策に効果

　消費者には嫌われがちな農薬であるが、さまざまなメリット、役割がある。まず、農薬は生産性向上に大きな役割を果たしている。農薬は、第二次世界大戦前はほとんど使われておらず、飢饉がしばしば発生していた。虫や雑草は手でとったりもできるが、細菌やカビなどによる病気は感染した株を見つけて捨てるしかなく、無農薬だと著しく生産効率が下がる。

　特に日本は高温多湿の国で、欧米に比べても病害虫が多いのが特徴である。農薬には、生産性をよくする働きに加え、品質向上の役割もある。日本の果物や野菜は全般に糖度が高く、虫や細菌などの被害を受けやすい。また、消費者は虫の食害痕などがない農産物を好む。生産者は、被害を防ぐために実に袋をかけたり、畑に防虫ネットをかけたり、細菌やカビを極力抑えるように風通しに気を配ったり、害虫の天敵が集まるような工夫を施したり、さまざまな努力により被害を防ごうとするが、農薬で防除しなければ収穫のほとんどが失われてしまう、というときもある。

3 有機農業のメリット、デメリット

　有機農業は、原則として3年間以上、化学合成農薬や肥料を使っていない田や畑で栽培しなければならない。小規模で多品目の野菜などを栽培する場合には病虫害が広がりにくく有機農業に取り組みやすいが、生産効率は悪く農産物の価格は高くなる。一方、大面積で単一の作物を栽培する場合には効率がよく価格が下がることが見込まれるが、病気や虫の害も一気に広がりやすく、化学合成農薬を使わずに栽培するのは非常に難しくなる。

　有機農業のメリット、デメリットについては、海外では比較的研究が多い。有機農産物は、農薬を用いて栽培された農産物より残留農薬は少ないが、一部の農薬は使用を認められているほか、土壌に残留している農薬を吸ったり、周辺から飛散してきたりすることもあり、農薬はゼロではない。農薬を用いて栽培されても健康影響があるわけではないため、有機農産物と農薬を用いた慣行栽培の農産物で安全性に違いはない、というのが科学者や英国食品安全庁、米国食品医薬品局などの見解である。

　栄養価についても、2009（平成21）年に英国のロンドン大学の研究者が、5万あまりの論文から質の高い162の研究を選び出して検討するシステマティックレビューを行っている。その結果、有機農産物と農薬を用いて栽培された農産物で、意味のある差はない、という結論となった。2012（平成24）年には米国スタンフォード大学の研究者が検討し、同様に差がないという論文をまとめている。

さらに、有機農業でしばしば問題点として指摘されるのは、生産性の低さである。単位面積当たりの収穫量が少なければ、有機農業の面積を増やしていくと農地がもっと必要になり、結局は森林など自然環境の破壊につながる、と指摘する科学者が海外では多い。

4 農薬が、安全を守るために使われる場合も

農薬は、食品の安全性を守るために使われる場合もある。自然毒で怖いのはカビが作る毒性物質であり、なかには発がん性をもつカビ毒もある。有機農業の盛んな英国では、有機栽培された小麦と農薬を用いて栽培された小麦のカビ毒を比較した試験なども行われており、気象条件などによっては有機栽培の小麦のほうがカビ毒の含有量が多い、という結果も出ている。農薬が効果的に適切に使われていれば、農薬のリスクの心配はなく、カビ毒を抑えられる。

消費者は、農薬について一定のイメージをもっているが、1960年代から1970年代にかけての印象が強く、現在、農薬がどのように評価されリスクを管理されて使われているか、知らない場合がほとんどである。現状を知り、利点を活かしリスクを管理しながら使う生産者を理解することも求められる。

第1部　食の安全と情報：間違った情報に惑わされないために

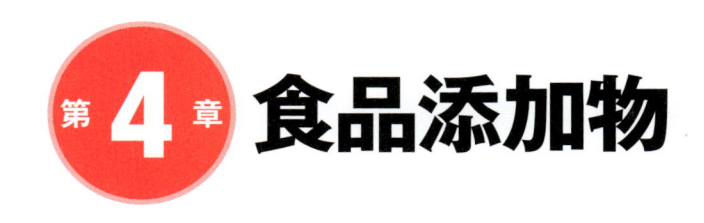

第4章　食品添加物

1　農薬と同様にADIを設定

　食品添加物も農薬と同様に、厳しい規制が講じられている。食品添加物は主に食品衛生法で規定されている。添加物メーカーが新たに添加物を製造したり販売、輸入などをする場合には、あらかじめ国にさまざまな試験データを添えて申請し、審査を受けなければならない。安全性評価は、農薬と同じように食品安全委員会が担当し、ADIを設定する。保存料や甘味料など世界中の国々で共通して使われる添加物については、WHOとFAOが合同で設立したJECFAという専門機関が安全性について詳しく検討して見解を出しているため、日本もそれを参考にしながら検討する。

　食品安全委員会の結果を受け、厚生労働省の審議会などが、多様な食品にその食品添加物が使われてまとめて食事として食べても1日の摂取量がADIを超えないように、各食品における使い方や基準などを設定する。

　2016（平成28）年6月現在、449品目が食品添加物に指定されている。また、天然物の抽出物として日本で昔から広く添加物として使用されてきた物質については、指定はされないものの例外的に「既存添加物」として使用や販売が認められている。天然色素などが中心で、計365品目ある。このほか、天然香料や食品を添加物として用いる事例などもある（図6）。食品添加物を使い食品に残留する場合には、容器包装に表示するしくみも整えられている。

2　昔から使われてきた食品添加物

　食品を加工したり保存したりするために、昔からさまざまな化学物質が用いられてきた。豆腐用のにがりは海水を煮詰めたもので、主成分は塩化マグネシウムである。こんにゃく製造に用いられていたあく（木の灰の汁）には、多くのアルカリ性物質が含まれていた。

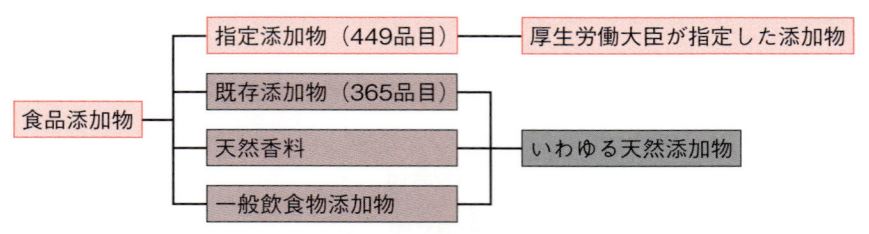

図6 日本の食品添加物の分類（2016年6月現在）

食品添加物
- 指定添加物（449品目） ── 厚生労働大臣が指定した添加物
- 既存添加物（365品目）
- 天然香料
- 一般飲食物添加物

既存添加物・天然香料 ── いわゆる天然添加物

日本では、食品安全委員会などの審査を経て指定された「指定添加物」のほか、既存添加物（長年用いられてきた天然物からの抽出物）、天然香料、それに一般に飲食される食品を添加物として使用する一般飲食物添加物（イチゴジュースや寒天など）がある。既存添加物についても、安全性はかなりの程度、検証されている。

　昔は食品添加物の規制はなにもなかったので、とんでもないものを入れる業者もあり、明治時代に水銀を防腐剤として利用したり、緑青（銅のさび）を着色料として使ったりした記録も残っているという。

　これではよくないので、1947（昭和22）年に食品衛生法が施行されて、「食品添加物」の法的な規制が始まり、水銀や緑青のような毒性の高い物質は使用を認められなくなった。ただし、当初は制度が緩く、使用が始まってから発がん性の懸念が浮上して使用禁止となった添加物もあった。市民運動や日本生活協同組合連合会などの国や企業への働きかけにより、規制は強化されていった。今では、にがりも添加物である。こんにゃくに用いるあくは、水酸化カルシウムや炭酸ナトリウムなどにとってかわられた。木の灰というと自然でよい印象をもたれがちだが、発がん物質が含まれる場合もある。多くのこんにゃく業者は、より安全で確実にこんにゃくを作るため、食品添加物として販売されている精製度の高い化学物質を利用している。

　食品添加物には現在、多くの種類がある（**表7**）。特に、細菌の増殖を抑える保存料やpH調整剤、殺菌料などは、リスクの高い微生物を制御し安全性を高める効果をもち、重要である。賞味期限を延ばせる場合もあり、廃棄量削減にもつながる。

　国立医薬品食品衛生研究所の調査では、食品添加物の多くはADIを大きく下回る量しか摂取されていない。甘味料のアスパルテームはADIの0.001%、アセスルファムカリウムは0.27%の摂取量である。保存料の安息香酸は1.35%、ソルビン酸は0.82%である。

3　うま味調味料の誤解

　食品添加物に関しても、間違った情報が氾濫している。例えば、うま味調味料についてである。化学調味料とも呼ばれ、主要成分のグルタミン酸ナトリウムについては、1960年代に米国で「中華料理店で中華料理を食べた後に顔面紅潮や頭痛、しびれなどの症状が

第 4 章　食品添加物

表7　食品添加物の主な種類

目　的	種　類
製造や加工に必要	豆腐の塩化マグネシウム（にがり）、パンのイーストフード、ラーメンのかんすい、食用油抽出に使うヘキサンなど
味や質、外見などを整える	調味料（アミノ酸など）、酵素、亜硝酸塩（発色剤）、赤色2号・コチニール色素（着色料）、カラギーナン（増粘剤）など
栄養を強化したり、疾病予防、健康維持に役立つ	アミノ酸、卵核カルシウム、アスパルテーム・サッカリン（甘味料）など
保存性を高め食中毒を防止したり品質劣化を防ぐ	ソルビン酸・安息香酸（保存料）、イマザリル・OPP（防かび剤）、次亜塩素酸ナトリウム（殺菌料）、ビタミンC（酸化防止剤）、pH調整剤など

　出る」という報告が行われ、「中華料理店シンドローム」と呼ばれた。しかし、その後の実験で症状が確認されず、WHOとFAOの設立した添加物に関する国際機関は、グルタミン酸ナトリウムも、「安全性に懸念がなく、1日の摂取上限量を決める必要のない物質」と結論付けている。

　グルタミン酸ナトリウムは、アミノ酸の一種であるグルタミン酸とナトリウムの化合物であり、グルタミン酸は昆布やトマトなどさまざまな食品に大量に含まれている。一般的に食べる程度の量であれば体に悪影響を及ぼすはずがない。ところが、一度できてしまった「レッテル」は、なかなかぬぐうことができないのが実情である。うま味調味料を食べていると舌が鈍くなる、といういい方にも、科学的な根拠がない。

　このような問題のある情報により、うま味調味料だけでなく保存料や着色料などさまざまな添加物に誤解が蔓延している。

4　添加物の認可数の国別比較は、意味がない

　近年は、添加物の国ごとの認可数の違いが話題となる。米国が多いとか、EUの国々は少ないなどと語られるが、添加物の制度が理解されておらず間違っている場合が多い。

　添加物は、各国のメーカーがそれぞれその国に申請を行い審査して認可されるしくみである。そのため、その国の食料事情や食文化などにより必要とされるものが大きく異なり、国によって認可されている添加物の種類もかなり違う。

　例えば、着色料については、日本人は微妙な色を求めるため、天然物から抽出した色素が多く認可されているが、海外では需要がなく、あまり認可されていない。日本では、クチナシから色素を抽出したクチナシ黄色素が添加物として認められている。正月のきんとんを作るとき、クチナシの実だと品質がバラバラで色付きも実ごとに変わるが、添加物の色素は一定の品質にそろえられているので、工場できんとんを大量生産する場合など、ク

チナシ黄色素が用いられる。だが、きんとんを食べない欧米では、添加物メーカーがクチナシ黄色素の認可を申請しておらず、使用禁止である。こんな事情を抜きにして、「欧米では禁止されているクチナシ黄色素が日本で使われている。日本はなんて危険な国なんだ」と欧米の人から言われたら不愉快になるはずである。

あるいは、肉を多く食べる米国では、肉から腸管出血性大腸菌が原因の食中毒が発生したこともあり、工場での衛生管理が非常に厳しい。肉の表面を殺菌し、しかも人には影響がない消毒剤も次々に開発され、審査を受けて添加物として認められ使われている。ところが、食文化において肉の比重が小さい日本では、同じ腸管出血性大腸菌が原因で食中毒が頻発しても、衛生管理への関心が高くなかった。そのため、米国では使ってよい消毒剤を使えない状況が長く続き、米国も日本向けの食肉のみ、古くてレベルの低い衛生管理技術を用いたりしていた。新しい消毒剤について、日本でもやっと食品安全委員会の評価が終わり、2016（平成28）年に添加物として指定される見込みである。ところが、この状況を「米国の圧力により、添加物が増えた」という情報にして広める人たちがいる。

各国で、添加物の認可数が異なるのは、添加物の定義が異なるせいでもある。例えば米国では塩やお茶、果汁なども添加物としてカウントされている。このように添加物は、各国のさまざまな事情を反映しているため、単純に数を比較するのは意味がない。

5 複合影響への懸念は否定されている

食品添加物に対する批判のなかに、「いろいろな添加物の複合的な影響が調べられていない」という主張がある。だが、多くの研究機関や国際機関が検討を重ねており、日本の食品安全委員会も「安全性が十分に確保されていると考えられる」との見解を示している。

その理由は、添加物の使用量がごく微量だからである。添加物が体のなかに入ると、蓄積はせず代謝や分解がすぐに始まる。人の体のなかには数十兆の細胞があり、微量の添加物が口から入って代謝分解を受けながら、たった1つの細胞の中でほかの添加物や適した代謝物と出合って結合したり作用しあったり、という可能性はきわめて低く無視できる、というのが科学者の考えとなっている。

医薬品では、「この食品や薬と一緒にとらないように」という注意がある。一緒に摂取すると効き目が強く出たり、効かなくなったりするためである。こうした経験から、添加物の複合影響に不安をもつ人がいるようである。だが、医薬品は副作用を覚悟で大量に摂取するもので、通常、添加物の数千倍、数万倍の量をとる。食品成分はもっと大量で、添加物の数百万倍というような量を食べる。大量にとる物質同士だと体内で結合したり作用しあい体に影響を及ぼす確率ははね上がる。しかし、添加物はごく微量なので、懸念を生じないとされている。

第1部 食の安全と情報：間違った情報に惑わされないために

第5章 健康食品

1 保健機能食品のみが、効果を表示できる

　日本では食品は原則として、健康への効果や疾病の予防・治療効果などを表示してはならない。錠剤やカプセルなどサプリメント型で「効き目がありそう」な形状であっても、生鮮食品や一般の加工食品などと同等の食品にすぎず、病気の治療や予防効果、健康維持などの表示はいっさい認められていない。ただし、保健機能食品（特定保健用食品、機能性表示食品、栄養機能食品）は、機能性（健康の維持および増進効果）の表示が許されている（表8）。

2 食品安全委員会が懸念を表明

　食品安全委員会は2015（平成27）年末、保健機能食品やサプリメント型の食品など「健康食品」とみなされるもの全般に関する報告書をまとめ、問題点を指摘した。市民向けには、19のメッセージを公表している（表9）。
　佐藤洋委員長は「国民の皆様へ」と題した声明を発表し、「これさえとれば、元気で長生きできる」という薬や食品はないとして、「健康食品」で健康を害することがあるのに、情報が国民の目に触れにくいことを憂えている。
　食品安全委員会が最も懸念しているのは、過剰摂取の被害である。第1章で説明したように、いかなるものもとりすぎればリスクをもたらす。健康食品は、植物や食品などから成分を抽出濃縮しているものが多いため、過剰摂取に陥りやすい。例えば、マレーシアで食べられていた「アマメシバ」という野菜が、台湾や日本に「ダイエットに効く」と伝えられたことがあった。日本では乾燥粉末の健康食品として売られ、8人が入院し3人が死亡、1人は肺移植を強いられ、厚生労働省は2003（平成15）年、健康食品としての販売を禁止した。乾燥粉末として毎日とったため、野菜料理に比べて摂取量が格段に増え、ア

第 1 部　食の安全と情報：間違った情報に惑わされないために

表8　医薬品等と食品の分類

医薬品等		食品				
医薬品	医薬部外品	特定保健用食品	栄養機能食品	機能性表示食品	いわゆる健康食品	一般食品

機能性表示が可能（保健機能食品）　　　　機能性表示は不可

	特定保健用食品	栄養機能食品	機能性表示食品
認証方式	国による個別許可	自己認証（国への届出不要）	事前届出制
対象成分	体のなかで成分がどのように働いているか、というしくみが明らかになっている成分	ビタミン13種類、ミネラル6種類、脂肪酸1種類	体の中で成分がどのように働いているか、というしくみが明らかになっている成分（栄養成分を除く）
可能な機能性表示	健康の維持、増進に役立つ、または適する旨を表示（疾病リスクの低減に資する旨を含む）例：糖の吸収を穏やかにします。	栄養成分の機能の表示（国が定める定型文）例：カルシウムは、骨や歯の形成に必要な栄養素です。	健康の維持、増進に役立つ、または適する旨を表示（疾病リスクの低減に資する旨を除く）例：Aが含まれ、Bの機能があることが報告されています。
マーク	消費者庁許可 特定保健用食品	なし	なし

医薬品等は、「医薬品、医療機器等の品質、有効性及び安全性の確保等に関する法律」で規制されており、食品のうち特定保健用食品、栄養機能食品は健康増進法、機能性表示食品は食品表示法で規制されている。しかし、国が機能性表示を認めていないが、健康によさそうであることを形状やパッケージ、広告・宣伝などでアピールする「いわゆる健康食品」は、法的には一般食品と全く同じ取り扱いで、機能性、健康効果に関するルールはなく、表示もできない。そのため、違反ぎりぎりの広告・宣伝を展開する事業者が多い。食品のうち、製品ごとに個別審査がある特定保健用食品のみが、マークを付けることを許されている。

（消費者庁資料，http://www.caa.go.jp/foods/pdf/syokuhin1487.pdf）

マメシバにもともと含まれていた毒性物質の過剰摂取につながったとみられる。

　体によいといわれてきた「抗酸化物質」も、必ずしも体によいとは限らない。例えば、β-カロテンという野菜や果物に多く含まれる抗酸化物質がある。体内でビタミンAになるプロビタミンでもある。野菜や果物を多めに食べているとさまざまな健康リスクが下がることは、多くの調査研究で確認されており、「β-カロテンをもっととればさらに大きな効果を得られるのでは」と期待された。1980年代から1990年代にかけて、フィンランドや米国などで数万人がサプリメントとして摂取する試験が行われた。ところが、喫煙者でがんを抑えるどころかがん罹患率を高める結果が相次ぎ、米国では急遽、試験の中止に至った。

　栄養素としてのビタミンやミネラル類も、サプリメントや特定の食品ばかりとることで過剰摂取のリスクがある。例えばビタミンAは過剰摂取により関節や骨の痛み、皮膚乾燥、

表9　健康食品に関する食品安全委員会のメッセージ

分類	メッセージ
食品としての安全性についての内容	①「食品」でも安全とは限りません
	②「食品」だからたくさんとっても大丈夫と考えてはいけません
	③同じ食品や食品成分を長く続けてとった場合の安全性は正確にはわかっていません
「健康食品」としての安全性についての内容	④「健康食品」として販売されているからといって安全ということではありません
	⑤「天然」「自然」「ナチュラル」などのうたい文句は「安全」を連想させますが、科学的には「安全」を意味するものではありません
	⑥「健康食品」として販売されている「無承認無許可医薬品」に注意してください
	⑦通常の食品と異なる形態の「健康食品」に注意してください
	⑧ビタミンやミネラルのサプリメントによる過剰摂取のリスクに注意してください
	⑨「健康食品」は医薬品並みの品質管理がなされているものではありません
「健康食品」をとる人ととる目的についてのメッセージ	⑩「健康食品」は多くの場合が「健康な成人」を対象にしています。高齢者、子ども、妊婦、病気の人が「健康食品」をとることには注意が必要です
	⑪病気の人がとるとかえって病状を悪化させる「健康食品」があります
	⑫治療のため医薬品を服用している場合は「健康食品」を併せてとることについて医師・薬剤師のアドバイスを受けてください
	⑬「健康食品」は薬の代わりにならないので医薬品の服用を止めてはいけません
	⑭ダイエットや筋力増強効果を期待させる食品には、特に注意してください
	⑮健康寿命の延伸（元気で長生き）の効果を実証されている食品はありません
「健康食品」の情報についての内容	⑯知っていると思っている健康情報は、本当に（科学的に）正しいものですか。情報が確かなものであるかを見極めて、とるかどうか判断してください
「健康食品」の摂取についての内容	⑰「健康食品」をとるかどうかの選択は、「わからないなかでの選択」です
	⑱とる際には、何を、いつ、どのくらいとったかと、効果や体調の変化を記録してください
	⑲「健康食品」をとっていて体調が悪くなったときには、まずはとるのを中止し、因果関係を考えてください

脱毛、食欲不振などの症状が出る。催奇形性もあるとみられている。英国では政府機関が、①レバーやパテなどのレバー製品を週1回以上食べている人はこれ以上食べる量を増やさず、ビタミンAのサプリメントもとらない、②妊娠中または妊娠を希望する女性は、レバーやその加工品は食べず、ビタミンAのサプリメントをとらない、などの注意喚起をしている。

3 広告情報を見極める力が必要

　保健機能食品以外の健康食品の広告宣伝も、テレビや雑誌などにあふれている。だが、根拠があやふやなものがほとんどである。これらでは、「効く」という体験談を多用されるが、体験談は信用度が著しく低い。

　個人の体験において「効く」大きな要因として考えられるのはプラセボ（偽薬）効果である。偽薬であっても「効く」と信じれば意外なほど大きな身体的効果をもたらすのは、医学研究で立証済みである。また、体験談自体が業者の作ったものだったとして、摘発された例もある。

　保健機能食品として認められているものも、強い根拠があるとはいえない。日本で特定保健用食品として機能を表示して販売されていても、EUでは欧州食品安全機関の審査で「根拠が不十分」として表示を認められなかったという製品が目立つ。

　ビタミンやミネラル類については、「摂取が不足しているから補いましょう」という広告宣伝が多い。だが、食品安全委員会によれば、食糧事情の悪かった昔はビタミンやミネラルの補給が有用だという研究結果も出ていたが、先進国ではこの十数年、有用だという研究結果が出にくくなっているという。食事で十分に摂取できているためとみられている。

第1部　食の安全と情報：間違った情報に惑わされないために

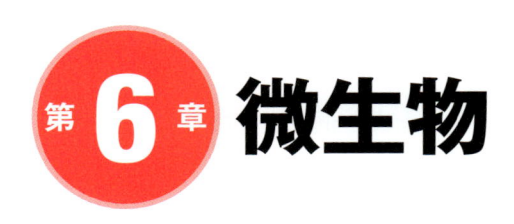

第6章　微生物

1 食品のリスクのなかで、際立って大きい

　食品が抱えるさまざまなハザードのなかできわめて大きなリスクを生じているのは、微生物（細菌やウイルス、表10）による食中毒である。厚生労働省の統計では、年間に食中毒事故が1,000件前後発生し、2万人を超える患者が出ており、その9割は微生物が原因。死亡者は例年、数人〜十数人程度である。

表10　食中毒を招く主な微生物とその性質

種　類	性　質
腸管出血性大腸菌	動物の腸管内にいて、少数の菌であっても人の体内に入ると発症する可能性がある。十分に焼けていない牛肉・内臓、汚染されたサラダ、浅漬けなどから発症する。激しい腹痛、下痢など症状が深刻で、死亡例も少なくないほか、重い後遺症を被る場合もある
カンピロバクター	動物の腸管内にいて、人が口にすると発症する。食肉用に飼われている鶏の2〜8割が保有しているとみられる。鶏刺し、鶏たたきなどが原因で発症数が増えている。死亡には至りにくいが、ギラン・バレー症候群になる人がいる
リステリア	動物の体内や土壌、河川などに広く存在する。低温、高塩分でも増殖できる。ナチュラルチーズ、生ハムなどが汚染されやすい。高齢者や子どもなどが発症しやすく、特に妊婦は感染すると死産や流産などにつながりやすい
サルモネラ菌	肉や卵などが汚染されやすく、養鶏場では厳しい衛生管理が行われている。賞味期限内の卵は、サルモネラがいないか、数が少なく生食できるが、期限が切れたものは菌数が増えている可能性があり、加熱して食べる必要がある。症状は腹痛、下痢などだが、子どもや高齢者は死亡することもある
ノロウイルス	二枚貝におり、食べると人の腸管で増殖し、嘔吐、下痢など、激しい症状に見舞われる。人から人への感染も多い。直接的には死亡はしないが、高齢者などは、脱水症状などにつながり亡くなる人も多い
E型肝炎ウイルス	豚、イノシシ、シカなどが保有し、これらを加熱不十分で食べることにより感染し、肝炎となる場合がある。豚の生食の増加により、患者数が増えている、との見方もある

（厚生労働省資料、農林水産省資料）

だが、この数字は実態からみると氷山の一角である。統計に出てくるのは、医療機関を受診し検便検査から細菌やウイルスなどが検出され、医師から食中毒患者として保健所に報告された数字だからである。飲食店や家での食事の後に体調を崩したけれど、受診せずにすませた、という経験をもつ人は多い。医療機関でも、検便検査まではしないことがしばしばある。また、症状は重かったけれど、原因となる食品を突き止められなかったという事例も少なくない。表面に出ない食中毒はとても多い。

厚生労働省のような調査を、パッシブ（受動的）サーベイランスと呼ぶ。一方、米国は1995年以降、米国疾病予防管理センター（CDC）を中心としたアクティブ（積極的）サーベイランスを導入している。全米10州での住民への電話調査や検査機関調査などから、米国全体の食中毒患者数を推計し発表している。

厚生労働省研究班が、米国のやり方にならい住民や検査機関の詳しい調査を行ったところ、カンピロバクターによる患者は統計数字の407倍、サルモネラ属菌の患者は152倍という数字が推定された（2012（平成24）年）。2006（平成18）年から2012（平成24）年まで毎年推定が行われたが、似たような数字になった。微生物が原因の食中毒の患者数は年間2万人ではなく、実際には数百万人発生している可能性がある。死亡事例も少なくない。2011（平成23）年はユッケが原因の腸管出血性大腸菌食中毒事件により子どもを含め5人が死亡した。2012（平成24）年には、浅漬けによる腸管出血性大腸菌食中毒により、8人が亡くなった。健康被害は非常に大きいにもかかわらず、消費者の警戒心は薄い。

2　加熱は、最良の手段

腸管出血性大腸菌による食中毒は特に症状が重く、死亡したり腎臓や脳に後遺症を抱えたりする人も出てくる。1996（平成8）年、大阪府堺市の学校給食で腸管出血性大腸菌O157による食中毒に遭い、20年間後遺症に苦しんできた女性が2016（平成28）年3月、亡くなった。腸管出血性大腸菌は牛の多くが保菌しており、牛では症状が出ない。そのため、牛肉や内臓を汚染しやすい。また、牛糞を堆肥に加工する段階で殺菌が十分でなく、堆肥が畑に入れられて野菜を汚染する場合もある。

焼き肉店で出されたユッケが原因で2011（平成23）年に発生した食中毒事件では、181人が発症し5人が死亡した。そのため、厚生労働省は同年、ユッケや肉たたきなどの牛肉の生食について、安全に食べられる規格基準を定め、それ以外の生食の提供を禁じた。レバーについては安全に食べられる方法がないとして、2012（平成24）年に生食の提供を禁止にした。また、牛の禁止に伴い豚の肉やレバーを生で提供する飲食店が現れたが、E型肝炎などの感染リスクが高いとみられたため、厚生労働省は2015（平成27）年、豚の肉と内臓の生食での提供も禁止とした。

最近目立つのは、鶏刺しや鶏たたきなど、鶏肉の生食によるカンピロバクター食中毒である。死亡はしにくいが、一部の人は筋力が急に低下する「ギラン・バレー症候群」を発症するとみられている。鶏を生やたたきで食べる風習は九州にあったが、それが全国に広がり飲食店で提供されるようになり、事故が多発している。

　また、冬場の食中毒としてノロウイルスもリスクが高い。ノロウイルスが口から体に入ると人の腸管で増え、多くの人が感染性胃腸炎になる。高齢者や子どものなかには重症化して大きく体のバランスを崩し亡くなったり、嘔吐物を気道に詰まらせて窒息死に至る人もいる。感染ルートは複数あり、①カキなどの二枚貝が海で汚染されており、加熱不足のまま食べて感染する、②感染患者の嘔吐物や糞便などに含まれているウイルスが、人の手などを介してうつる、③家庭や高齢者施設などで、人から人へとうつる、④飲食店などで調理した人のなかに感染者がおり、その人から食品にウイルスがうつり、その食品を食べた人が感染する、などが主なルートとなっている。感染しても症状が現れない人もいて、無意識のうちにウイルスをばらまいてしまうケースもある。

　微生物の食中毒を予防する三原則は、細菌を「付けない、増やさない、やっつける」。特に加熱は有効な対策となる。「手洗い」も対策の基本である。食中毒の6〜7割は、細菌やウイルスが手を介してうつる「二次汚染」が原因とみられている。汚染された食品を触った手で、生で食べる食品や調理器具などに触ったり、トイレに行った後に手を十分に洗えておらず、排泄物から移ったりである。排泄物中のノロウイルスは、トイレットペーパーを10枚重ねていても手にうつる、という報告が東京都から出ている。

3　HACCPの導入

　食品メーカー工場や飲食店、給食施設などは、三原則や手洗い励行を前提に「HACCP」（Hazard Analysis and Critical Control Point）という生産工程管理のしくみを導入し始めている。原料→入荷→保管→加熱→冷却→包装→出荷のそれぞれの段階で、微生物や化学物質混入などの危害が発生しないか、あらかじめ分析・予測して、危害の性質に応じて科学的に対策を講じる。特に重要なポイントについては、継続して監視や記帳を行う（図7）。

　従来は、最終製品で抜き取り検査を行い微生物などの汚染が少ないことを確認してよしとするやり方が中心だった。しかし、このやり方では、たまたま抜き取った製品に問題がなければ、ほかの製品のリスクを見落としてしまう。また、検査をした細菌などについてはデータを得られたとしても、検査をしなかったものについて安全が守られているかどうかは不明のままである。そのため、問題を想定して各工程で対策を講じるHACCP方式が、国際的には中心となっている。

　日本はHACCPの導入が遅れており、特に中小メーカーや飲食店などでは取り組まれ

第1部　食の安全と情報：間違った情報に惑わされないために

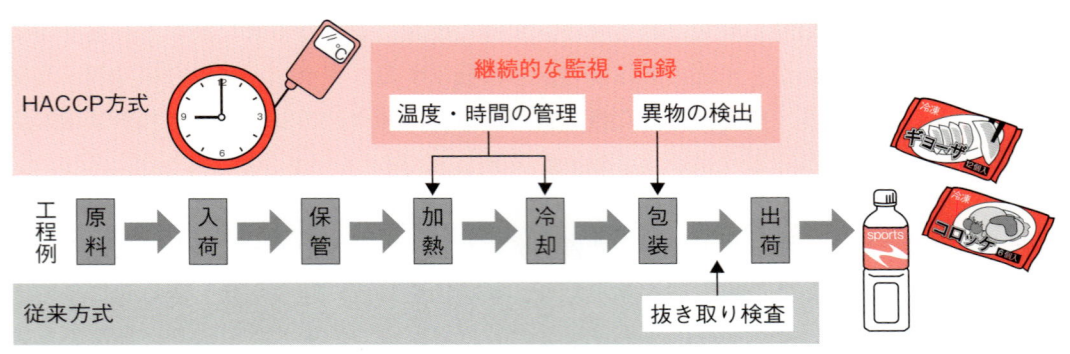

図7　HACCP方式

原材料の受け入れから最終製品までの各工程ごとに、微生物による汚染や異物の混入などの危害を予測し対策を講じ、危害の防止につなげる。これまでの最終製品の抜き取り検査に比べて、より効果的に安全性に問題のある製品の出荷を防止できるとされている。

（厚生労働省資料）

表11　家庭で食中毒を防ぐ6つのポイント

①買い物	消費期限を確認／生鮮食品や冷凍食品は最後に買う／肉や魚などは汁が他の食品に付かないように分けてビニール袋に入れる／寄り道をしないですぐに帰る
②家庭での保存	冷蔵や冷凍食品は、すぐに冷蔵庫や冷凍庫に保管する／肉や魚の汁が、他の食品に付かないようにする／肉、魚、卵などを取り扱うときは、前後に必ず手指を洗う／冷蔵庫は10℃以下、冷凍庫は−15℃以下に保つ／冷蔵庫や冷凍庫に詰めすぎない
③下準備	調理の前に石けんで丁寧に手を洗う／野菜などの食材を流水できれいに洗う／生肉や魚などの汁が、生で食べるものや調理の済んだものにかからないようにする／生肉や魚、卵を触ったら手を洗う／包丁やまな板は、使い分ける／冷凍食品の解凍は冷蔵庫や電子レンジを利用し、自然解凍は避ける／冷凍食品は使う分だけ解凍し、冷凍や解凍を繰り返さない／ふきんやタオルは熱湯で煮沸した後しっかり乾燥させる／調理器具は洗った後、熱湯や台所用漂白剤で殺菌する
④調　理	調理の前に手を洗う／肉や魚などの加熱は十分に行う
⑤食　事	食べる前に石けんで手を洗う／清潔な食器を使う／作った料理は、長時間、室温に放置しない
⑥残った食品	残った食品を扱う前にも手を洗う／清潔な容器に保存する／温め直すときも十分に加熱する／時間が経ちすぎたものは思い切って捨てる／少しでもあやしいと思ったら食べずに捨てる

（厚生労働省資料より抜粋）

ておらず、HACCP普及率は全体の24％にとどまっている（2012（平成24）年度）。厚生労働省は義務化を視野に入れて普及に力を入れている。

4　家庭でも取り組みを

　家庭でも食中毒は発生しており、取り組みが求められる。厚生労働省は、家庭で食中毒を防ぐ6つのポイントを示し、注意を呼びかけている（**表11**）。

第1部　食の安全と情報：間違った情報に惑わされないために

第7章　輸入食品

1　3,000万tあまりの食品が輸入されている

　食品の輸入は、厚生労働省によれば2014（平成26）年度、重量にして3,241万t、件数は222万件である。日本の食料自給率は近年、39%という数字が続いている。国産の牛肉や豚肉、牛乳などの畜産物も、飼料の多くは輸入である。作物の肥料もかなりの割合が輸入されている。日本の食は、輸入抜きでは成り立たない（図8）。

　輸入食品には、残留農薬や食品添加物など国産品と同じ基準が適用されており、輸入食

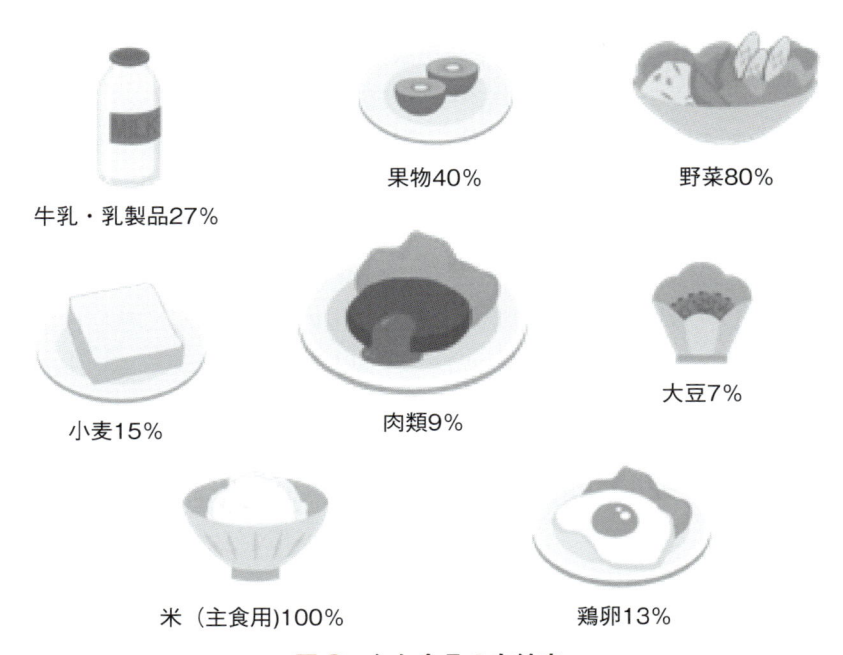

牛乳・乳製品27%　　果物40%　　野菜80%

小麦15%　　肉類9%　　大豆7%

米（主食用)100%　　鶏卵13%

図8　主な食品の自給率
（農林水産省「知ってる？日本の食料事情〜日本の食料自給率・食料自給力と食料安全保障〜」より。数値は2015（平成27）年度。畜産物は、飼料自給率を考慮して算出されている。）

品だから危ない、ということはない。厚生労働省は、輸入する港での検疫により書類チェックやサンプリング検査などを行っている。また近年は、海外の生産国と協議し、生産段階から農薬や抗生物質の使用などをしっかりと管理してもらい、日本の基準に合う食品を輸出してもらう取り組みを強化している。

2　中国産食品の違反率は低い

　輸入食品に対する市民の不安は根強いため、厚生労働省はかなりの件数の検査を行っている。国産食品に比べて、チェック態勢ははるかに厳しい。国別で輸入件数が最も多いのは中国で、約70万件である。次いで米国23万件、フランス21万件となっている。重量で最も多いのは米国で、1,140万t、中国は387万tである。米国からは穀物が多く、中国からは水産物や冷凍野菜、加工品などがこまごまと入ってくる。

　厚生労働省による食品の検疫検査は2014（平成26）年度、19万5,000件行われており、全体の8.8％を占める。その結果、違反は877件である。最も多いのは中国で202件、続いて米国74件である。やっぱり違反は中国がダントツに多い、と受け止められがちだが、中国は輸入件数も際立って多いので、違反数も多くなる。検査における違反率をみると、中国は0.27％、諸外国の平均違反率は0.45％、米国は0.40％であり、中国は低い。

　中国産食品の違反の割合は、下がる傾向にある（図9）。今から十数年前、中国から日本への輸入が急増した時期、中国の安全衛生管理には問題があり違反が続出した。2002（平成14）年に、冷凍ほうれんそうで高濃度の残留農薬が見つかった際には、日本政府は中国に冷凍ほうれんそうの輸出自粛を要請し、約7か月間、完全に輸出が止まった。

　そうした経緯を経て、中国側も改善を図った。国家質量監督検験検疫総局という国の機関が率先して監視や指導を行い、輸出は企業ごとに許可制となった。日本の厚生労働省の検査で違反を出してしまった中国企業は、中国政府から輸出を禁じられる。日本の食品メーカーや商社も、社員を常駐させて栽培や食品加工の方法について熱心に指導した。

　その結果、中国の日本向け食品のレベルは年々向上し、違反は減っている。週刊誌などで時折、「中国の食品はこんなにひどい」と報じられるが、往々にして中国国内向けの食品についての内容である。体面を重んじる中国は、輸出用については厳しく管理している。その結果、日本に入ってくる中国産のかなりの割合は、品質や安全性が高いものになっている。

　厚生労働省の検疫が甘いのでは、という意見もあるが、中国産の違反が多いどころかむしろ少なめ、という話は、自治体で市販食品の調査をしている食品衛生監視員や自主検査を多めに実施している各地の生協関係者などからもよく聞き、見解は一致している。

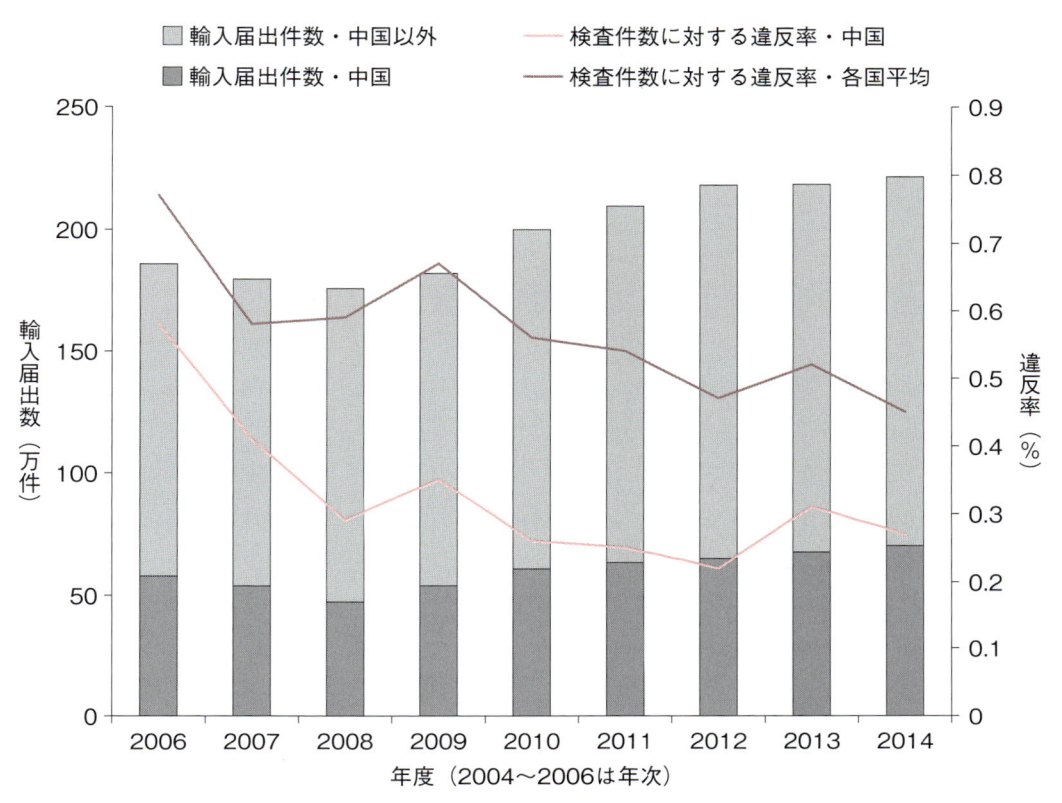

図9 輸入届出件数と検査における違反率の推移

厚生労働省の輸入統計。中国からの輸入は全数量の3割を占めるが、違反率は各国平均よりも低い。しかも、年々下がっており、安全管理が向上していることを示している。

3 米国の違反は、主にトウモロコシのカビ毒

　米国の違反は、多くがトウモロコシにつくカビ毒アフラトキシンである。アフラトキシンは肝臓への毒性が強く、高汚染の食品を食べると死ぬ場合もある。非常に強い発がん物質でもある。トウモロコシやナッツ類、落花生などが汚染されやすい。この場合のトウモロコシは、野菜のスイートコーンではなく、家畜の飼料やジュースの甘味付けに使われる異性化液糖、デンプンなどの原料となる乾燥した粒のデントコーンである。日本には、デントコーンが毎年、400万t近く輸入されている。

　汚染頻度が高いため、デントコーンは輸入のたびにアフラトキシンを検査して、残留基準10μg/1kgを超えないことを確認してからでないと輸入できない。基準を超過したものは、米国に戻されたり他国へ持って行かれる。カビによる汚染のため天候に左右され、年により違反件数は大きく変動する。

　アフラトキシンは、落花生、ピスタチオナッツなどもトウモロコシなどと同様に、輸入

時の検査が必須となっている。以前は日本にはアフラトキシンを産生するカビはいないと考えられていたが、気候変動の影響なのか見つかるようになっており、2011（平成23）年には日本の米で汚染が見つかった。農林水産省は米のカビ毒汚染を防ぐため、栽培や収穫、保管などのマニュアルを作成し、国内生産者などを指導している。

4 「国産が安全」には根拠がない

　輸入食品は、国産に比べて海外での生産のほうがコストが安かったり、あるいは日本では生産できないために利用される。食の安全や品質を担保するのは、生産された国がどこか、ということではなく、どのように作られ加工されたか、という実態である。生産加工した国の法律だけを守っていると、日本の基準をクリアできない場合もあるため、日本の輸入関係者は、海外で日本の農薬取締法や食品衛生法などを守って生産や加工したものを日本に輸入するしくみをつくっている。そうしてつくられた食品は、どの国のものであってもおおむね、安全性、品質は高い。

　輸入食品で問題が発生したときには、その国だけでなく輸入にかかわった日本のメーカーや商社なども責任を問われ、経済的な損失を被る。輸入食品に不安を抱える市民は多く、違反はかかわった日本の企業の信用問題にも直結する。そのため、日本企業も懸命に指導や管理に力を注いでいる。

　ただし、そうした食品が輸入食品の100％を占めるわけではない。海外で国内向けに作られた食品を市場で調達して日本に輸入するケースもある。その場合、日本と農薬や食品添加物などの使われ方が異なるため、日本の残留基準に違反する可能性が高まる。

　輸入食品への不安が高い場合は、日本向けに生産加工されているかを確認して購入するのがよいだろう。

　国際的には、食品の安全管理は第6章で説明したHACCPによる衛生管理がスタンダードとなってきており、米国やEUなど義務化した国も多い。米国は今、農業生産者に対してもHACCPを実行するように求めている。一方、日本ではHACCPが義務化されておらず、農業現場での実施率はゼロに近い。水産加工場でも、HACCPは取り入れられていても十分に機能していない。

　そのため、日本から米国へ製品を輸出しようとして米国食品医薬品局（FDA）の査察を受け、クリアできず輸入不可となる事業者が多いのが現実である。FDAは査察した事業者名とその結果、理由をウェブサイトで公表しており、日本企業はたびたび輸入不可として名前が挙がっている。

第1部　食の安全と情報：間違った情報に惑わされないために

第8章　情報を読み解く力をつける

　新聞やテレビ、雑誌などには「この食品が危ない」「あの食品は、健康効果あり」などの情報が氾濫している。だが、第1章〜第7章までで説明してきたように、流布している情報と統計や学術論文、企業の実際の取り組みなどから見えてくる現実には、かなりの食い違いがある。情報を見極める力をつける必要がある。

1　人のリスク認知にはバイアスがある

　食に関する情報に問題があるのは、食の研究がこの20年ほどで急激に進展し、リスクや健康効果に関する情報が次々に発表されるようになってきたことが大きいのではないか。食品は多様なハザードを抱え、摂取量によっては大きなリスクともなる。その存在がわかるからこそ対策を講じることができる。したがって、研究が進むことはよいことなのだが、情報があふれて食品が危なくなっているような印象を受ける人もいる。

　また人は、これまで知らず親しみのないリスクについては、実際より過大に受け止めてしまうリスク認知のバイアスがあることが、心理学研究によりわかっている。リスク情報に接したときに、リスクの大きさを適切に把握できない。次のような性質があると、特にバイアスが大きくなってしまうとみられている。

・非自発的にさらされる。
・不公平に分配されている。
・個人的な予防行動では避けることができない。
・よく知らない、あるいは新奇なものである。
・人工的なものである。
・隠れた、取り返しのつかない被害がある。
・小さな子どもや妊婦に影響を与える。
・通常とは異なる死に方（病気、けが）をする。
・被害者が身近にいる。

- 科学的に解明されていない。
- 信頼できる複数の情報源から矛盾した情報が伝えられる。

例えば、原子力発電所の事故による放射線のリスクは、非自発的に曝され不公平に分配され個人では避けられずよく知らず、人工的であり…というふうに、よく該当する。

だが、それにより未だに風評被害が続く状況は、大勢の人たちを苦しめている。また、こうしたバイアスのあるリスク認知により、大きなリスクに適切な対応をとれず、小さなリスクに過大な力を注ぐのは、個人のリスク管理としても社会のリスク管理としても問題がある。

例えば、牛海綿状脳症（BSE）問題が発生したときに実施された全頭検査は、若い牛では病原体であるプリオンを検出できないため科学的には意味がなく他国では行われなかった。しかし、日本では政治的な判断により始まり、やめるまでに約12年を要した。そのコストを、例えば微生物による食中毒に振り向け、HACCPの普及を徹底するなどすれば、大勢の人たちが救われたかもしれない。

2 メディア・リテラシー

消費者・市民のリスク認知、理解をさらにゆがめるものとして、情報を伝達するメディアの存在が挙げられる。テレビや新聞、雑誌などのマスメディアは中正公立な報道をうたうが、視聴率を上げたり販売部数を増やすことを目的とせざるをえず、消費者・市民が歓迎するわかりやすい情報、「○○が危険」や「△△が効く」など、実際の食の問題を反映しない単純な情報を取り上げがちである。

さらに、インターネットに氾濫する情報、ブログやtwitter、FacebookなどのSNS（ソーシャルネットワーキングサービス）の情報が、混乱に拍車をかけている。SNSは、情報伝達が容易、情報伝達が速いなどのメリットがあるが一方で、真偽がはっきりしない情報が流れる、出典が明確でない情報が流れる、「科学的に正しい」情報ではなく、「面白い」「読まれそう」な情報が拡大伝播する、情報伝達の責任の所在が不明確…などの問題点をもつ。企業が個人にお金を渡し、「私のお勧め」として健康食品を宣伝させるようなステルスマーケティングも横行している。

メディアの情報をそのまま信じ込むのではなく、懐疑的に捉え情報を確認して識別する力をつける必要がある。そのため、「メディア・リテラシー」の重要性が叫ばれるようになった。総務省によれば、メディア・リテラシーは「メディアを主体的に読み解く能力」「メディアにアクセスし活用する能力」「メディアを通じコミュニケーションを創造する能力」からなる（図10）。

第8章 情報を読み解く力をつける

図10 メディア・リテラシー
(総務省：情報通信白書平成14年版, 2002)

①メディアを主体的に読み解く能力
②メディアにアクセスし活用する能力
③メディアを通じコミュニケーションを創造する能力
相互作用的

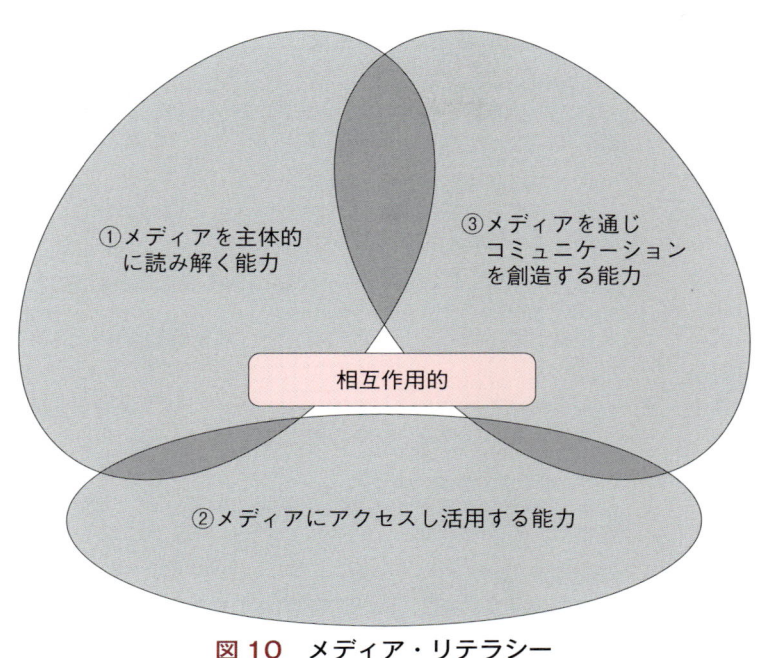

個人的には、情報に対して、次のような注意を向けることを提案したい。
・懐疑主義を貫き、多様な情報を収集して自分で判断する。
・「○○を食べれば…」というような単純な情報は排除する。
・「危険」「効く」など極端な情報はまず、警戒する。
・その情報が誰を利するか、考える。
・体験談、感情的な訴えには冷静に対処する。
・発表された「場」に注目する。学術論文ならば、信頼性は比較的高い。
・問題にされている「量」に注目する。
・問題にされている事象が発生する条件、特に人に当てはまるのかを考える。
・他のものと比較する目をもつ。
・新しい情報に応じて柔軟に考えを変えていく。

科学的な正しさに十分に配慮した情報は、行政などによりかなり多く提供されている（**表12**）。食の安全分野であれば、食品安全委員会のウェブサイトでは、委員会のリスク評価の検討内容とともに、専門用語を解説した「用語集」や子ども向け資料なども用意している。海外の政府機関や国際機関などが行ったリスク評価の結果や管理の動きなども、逐次日本語にし、データベース化している。

また、厚生労働省も食品添加物や残留農薬などについてウェブサイトで説明しており、

第1部　食の安全と情報：間違った情報に惑わされないために

表12　食の安全情報を判断するうえで参考になる主なウェブサイト

内閣府食品安全委員会	https://www.fsc.go.jp リスク評価を担う機関。これまでに行った評価の報告書や海外情報の日本語訳のほか、一般向けの用語集、リーフレットなども提供している
農林水産省消費安全局	http://www.maff.go.jp/j/syouan/ 自然の発がん物質やカビ毒、微生物などの情報が詳しいほか、農薬、抗生物質などの情報も提供している
厚生労働省 食品	http://www.mhlw.go.jp/stf/seisakunitsuite/bunya/kenkou_iryou/shokuhin/ 食中毒や輸入食品、放射性物質など、安全問題全般の情報を提供している
国立健康・栄養研究所 「健康食品」の有効性・安全性情報	https://hfnet.nih.go.jp 健康効果をうたう食品・成分のデータベース。健康食品に関する基礎知識を提供するパンフレットなどもダウンロードできる
農薬工業会 教えて！農薬 Q&A	http://www.jcpa.or.jp/qa/ 農薬関連企業で構成する農薬工業会の制作だが、素朴な疑問に答える内容が多く、わかりやすい
食品安全情報ブログ	http://d.hatena.ne.jp/uneyama/ 国立医薬品食品衛生研究所安全情報部の畝山智香子部長が個人的に運営しているブログ。海外の動きを翻訳し速報している

市民向けの Q&A の充実にも努めている。例えば、「日本の残留農薬などの基準は国際的に見て厳しいと聞きますが？」という質問に対し、使う農薬や使い方、食品の検査する部位などが異なることから単純な比較は意味がないことを説明するなど、素朴な疑問に答えるような内容を提供している。また、最もリスクが高い微生物による食中毒については、チラシを作成し配布したりウェブサイトで公開したりしており、市民も自由にダウンロードできる。

　国など行政機関の情報を信用しない人もいるが、食の安全に関しては、考え方が国際的に共通であり、日本だけ特異な説明をするのは難しいので、情報を誤魔化して提供するのは容易ではないことは、市民も知っておいてよいだろう。検査データなども、海外で公開されているデータや、国内で民間企業や日本生活協同組合連合会などが公表しているデータと突き合わせて検討することが可能であり、実際に官民学でそれほど矛盾する結果は出ていない。筆者は、国の機関の情報提供をまずは把握し、それを補完する形でさまざまな組織の情報も取り入れ判断すべき、と考えている。

3　健康情報もふるい分けが必要

　動物実験の結果をそのまま人に当てはめることはできないし、摂取量の違いも重要である。ところが、こうした科学的な思考をすっ飛ばし、「効く」とうまく広告・宣伝する事

業者や書籍などが、後を絶たない。では、こうした食にまつわる健康情報をどのように整理し、判別したらよいのだろうか。

これには、図11のようなフローチャートが有効だろう。そもそも、巷にあふれる"よい食品"のなかには、「言い伝えがあるから…」というレベルのものも少なくない。ステップ4で定評ある国際的な学術誌に査読（第三者の科学者が評価し、掲載の価値ありと判断する審査手続き）を経て掲載されてやっと、少し信用してみようか、という話になる。しかも、数十人規模の投与試験で効果がみられた、という程度ではダメである。被験者数百人、数千人というような質の高い研究が複数行われ、同様の結果が出て初めて、学術界でも明確に認められる。

ところが、テレビや新聞、雑誌などは往々にして、ステップ2、3レベルの細胞や動物を用いた実験結果、学会発表などをニュースにしてしまう。たとえば、近年流行している水素水をこのフローチャートに当てはめると、人での試験は数少ないがあり、パーキンソン病改善効果などが報告されている。だが、定評ある学術誌に掲載されたか、研究デザインの質が高いか、というステップ4やステップ5はクリアできない。インターネットに氾濫するダイエット食品になると、多くはステップ1でつまずく。

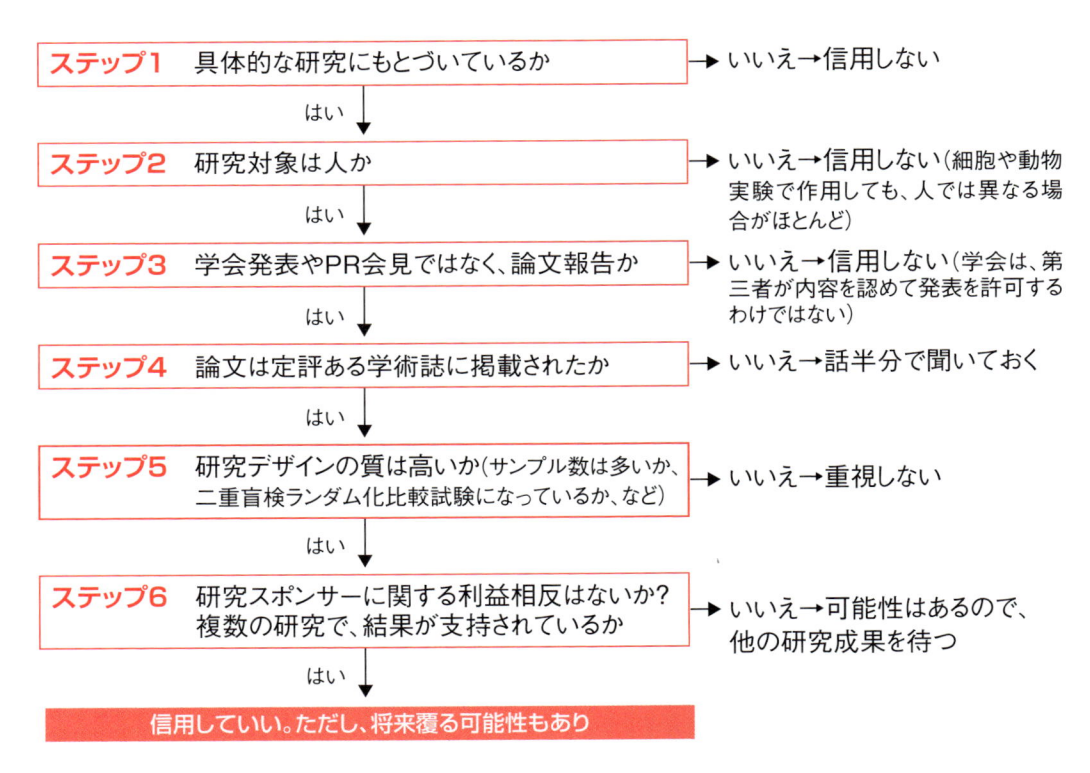

図11　健康情報を判断するステップ
（坪野吉孝氏の「健康情報の信頼性を評価するためのフローチャート」を一部改変）

- ステップ1　具体的な研究にもとづいているか → いいえ→信用しない
- ステップ2　研究対象は人か → いいえ→信用しない（細胞や動物実験で作用しても、人では異なる場合がほとんど）
- ステップ3　学会発表やPR会見ではなく、論文報告か → いいえ→信用しない（学会は、第三者が内容を認めて発表を許可するわけではない）
- ステップ4　論文は定評ある学術誌に掲載されたか → いいえ→話半分で聞いておく
- ステップ5　研究デザインの質は高いか（サンプル数は多いか、二重盲検ランダム化比較試験になっているか、など） → いいえ→重視しない
- ステップ6　研究スポンサーに関する利益相反はないか？複数の研究で、結果が支持されているか → いいえ→可能性はあるので、他の研究成果を待つ

信用していい。ただし、将来覆る可能性もあり

第1部　食の安全と情報：間違った情報に惑わされないために

「○○が効くからたくさん食べよう」という単純化された情報こそが、最も危ない。では、どのような食品をとるのが健康によいのだろうか。

実は、国立がん研究センターなどが実施した全国8万人あまりの15年にわたる追跡調査の結果が論文にまとめられ2016（平成28）年3月、権威ある学術誌『British Medical Journal』に掲載された。国の定めた指針「食事バランスガイド」に沿い、バランスよく適量の食事をとる人は死亡リスクを15％も下げることがわかった。脳血管疾患死亡リスクはもっと効果があり、22％も下がった。「バランスよく適量を。野菜や果物は多めで、肉と魚などの主菜もしっかり」がよい。

この結果は、他国で先行して行われた同様の大規模調査の結果とも一致しており、信頼性はきわめて高い。さまざまな単品の食品やサプリメントなどで、これほど顕著な効果がみられるものはない。

結局、なんの変哲もない「バランスよく適量」が、最も強力な対策なのである。「これさえとれば、不摂生がチャラになる」という虫のいい話はない。だが、こんな当たり前の話では儲からない。テレビマン、週刊誌記者、インターネットのステルスマーケティングも、ビジネスにできない。こうして、最も確度の高い情報は広がらず、相変わらずあれが効く、これが効くという情報が氾濫する。やはり、消費者がもっと利口になったほうがよさそうである。

参考文献

1) 畝山智香子：ほんとうの「食の安全」を考える─ゼロリスクという幻想．化学同人，2009.
2) 食品安全委員会
   https://www.fsc.go.jp/fsciis/evaluationDocument/show/kya20160405231，加熱時に生じるアクリルアミド評価書
3) 消費者庁
   http://www.caa.go.jp/jisin/food_s.html，食品と放射能Q&A
4) 農林水産省
   http://www.maff.go.jp/j/syouan/seisaku/radio_nuclide.html，食品中の放射性セシウム濃度の検査結果（平成23〜27年度）
5) 日本生活協同組合連合会
   http://jccu.coop/products/safety/radiation/method.html，家庭の食事からの放射性物質摂取量調査について
6) 福島県
   https://www.pref.fukushima.lg.jp/sec/36035b/zenryouzenhukurokensa-kensakekka.html，米の全量全袋検査の検査結果
7) 福島県漁業協同組合連合会
   http://www.fsgyoren.jf-net.ne.jp/siso/sisotop.html，福島県における試験操業の取組
8) 日本植物防疫協会：農薬概説．日本植物防疫協会，2012.

第8章　情報を読み解く力をつける

9) 農林水産省
   http://www.maff.go.jp/j/nouyaku/, 農薬コーナー
10) 英国食品安全庁
    http://tna.europarchive.org/20120419000433/http://www.food.gov.uk/foodindustry/farmingfood/organicfood/, Organic food
11) 欧州委員会
    http://ec.europa.eu/agriculture/organic/organic-farming/frequently-asked-questions/index_en.htm, Organic Farming
12) スタンフォード大メディアセンター
    https://med.stanford.edu/news/all-news/2012/09/little-evidence-of-health-benefits-from-organic-foods-study-finds.html, Little evidence of health benefits from organic foods, study finds
13) 公益財団法人日本食品化学研究振興財団ホームページ
    http://www.ffcr.or.jp
14) 厚生労働省
    http://www.mhlw.go.jp/stf/seisakunitsuite/bunya/kenkou_iryou/shokuhin/syokuten/, 食品添加物
15) 食品安全委員会
    https://www.fsc.go.jp/fsciis/survey/show/cho20070330001, 食品添加物の複合影響に関する情報収集調査
16) 消費者庁
    http://www.caa.go.jp/foods/index4.html, 健康や栄養に関する表示の制度について
17) 食品安全委員会
    https://www.fsc.go.jp/osirase/kenkosyokuhin.html, 「健康食品」に関する情報
18) 畝山智香子：「健康食品」のことがよくわかる本. 日本評論社, 2016.
19) 国立健康・栄養研究所
    https://hfnet.nih.go.jp, 「健康食品」の有効性・安全性情報
20) 厚生労働科学研究・食中毒調査の精度向上のための手法等に関する調査研究（平成22～26年度）http://mhlw-grants.niph.go.jp
21) 厚生労働省
    http://www.mhlw.go.jp/stf/seisakunitsuite/bunya/kenkou_iryou/shokuhin/syokuchu/, 食中毒
22) 農林水産省
    http://www.maff.go.jp/j/syouan/seisaku/risk_analysis/priority/hazard_microbio.html, 有害微生物による食中毒を減らすための農林水産省の取組（リスク管理）
23) 厚生労働省
    http://www.mhlw.go.jp/stf/seisakunitsuite/bunya/kenkou_iryou/shokuhin/yunyu_kanshi/index.html, 輸入食品監視業務

24) 農林水産省
 http://www.maff.go.jp/j/zyukyu/，知ってる？日本の食料事情
25) 今田高俊責任編集：新装増補リスク学入門4，社会生活からみたリスク．岩波書店，2013．

まつなが・わき◎科学ジャーナリスト。1989年、京都大学大学院農学研究科修士課程修了（農芸化学専攻）。毎日新聞社に記者として10年間勤めたのち独立。食品の安全性や生産技術、環境影響などを主な専門領域として、執筆や講演活動などを続けている。『メディア・バイアス　あやしい健康情報とニセ科学』（光文社新書）で科学ジャーナリスト賞2008を受賞。2011年4月、科学的に適切な食情報を収集し提供する消費者団体「Food Communication Compass（略称FOOCOM＝フーコム）を設立し、FOOCOM.NET (http://www.foocom.net/) を運営している。

第2部
異常気象と食材管理

脇坂 真吏　株式会社 Agri Innovation Design
代表取締役／農業プロデューサー

- 第1章　温暖化と農産物・海産物の異変
- 第2章　葉物野菜の価格暴落
- 第3章　食材の安定仕入れへの取り組み

第 2 部　異常気象と食材管理

第 1 章　温暖化と農産物・海産物の異変

　農産物・海産物といわれる第一次産業は、気候変動や産業のグローバル化などさまざまな環境変動によって、かつてないほどに難しい産業となってきている。戦後、日本は人口増加・高度経済成長のため、農産物も質より量を求める時代が続き、農薬・化学肥料の成長とともに増産をし続けてきた。その後、バブル経済に向かって質を求める動きも増え、高級果物・高級花きなどの生産が盛んとなり、農業資材や農業技術の発展とともに、栽培期間の延長や季節外れの栽培などが可能となってきた。バブル経済崩壊後、高値販売は鳴りをひそめたが、全体として量より質へと動き、品種改良が進んだ。わかりやすい結果としてトマトでは、高糖度トマトやフルーツトマトと呼ばれる糖度を追求した品種や栽培方法が確立され、みかんでも糖度によって商品名やブランドを変えるなど、食味を中心とした品質向上が高まった。

　そして今、第一次産業は難しい局面に立っている。その原因の一つに、近年騒がれている「温暖化」による大きな気象変動によるものがある。農業にも漁業にも影響を与える温暖化は、まさに「食」そのものを取り巻く環境変化を示しているのである。

1　農産物の異変

　まず農産物だが、野菜などの生産には、「水」「日照」「栄養」などいくつかの要因が必要となる。農業というのは化学と生物と数学からなるような産業で、かつては経験則、勘などを頼りに行われていることが多い産業だったが、最近ではICT（情報通信技術）を活用したデータ収集も行うなど、生産状況や流通過程などさまざまな工程を数値とデータで表していくことができるようになっている。例えば生産部分では、野菜ごとに必要な水分量や栄養量などがわかるようになってきている。こうしたデータのなかでも重要となるものの一つが「温度」である。太陽が必要な工程には光合成があるが、光合成というのは、光エネルギーを使って水と空気中の二酸化炭素から栄養素を産み出し、植物はこれを自身の栄養源として成長するために生成している。しかし、成長には光や栄養とは別に温度も

必要である。この必要な温度のことを積算温度といい、農産物にはそれぞれの品目ごとに積算温度の適正温度がある。積算温度とは、毎日の平均気温を合計したものをさし、平均温度が20度の日が10日続けば積算温度は200度となる。播種（種をまいたとき）から収穫するまでには、品目ごとに必要な積算気温というのが決まっている。例えば大玉トマトなら開花後から収穫までに1,000度必要といわれている。問題は、この気温になるまでの日数がどれくらいかによって品質などに大きな影響を及ぼすという点である。また、発芽するのに必要な温度や開花するのに必要な温度など、各成長過程にも温度というのは重要な要素となっている。身近な事例だと、桜の開花予想がそれに当たる。暖かい地域から寒い地域へ桜は順番に開花していくが、桜の場合は2月1日以降の「最高気温」の積算が600度を超えると開花するとされている。そのため、暖かい地域のほうが積算気温は早く600度を超え、早く開花するし、その年の気象条件によって同じ地点でも開花時期がずれてくる。例えば、冬に春のような陽気となり、最高気温20度の日が30日連続すれば、計算上は3月1日には桜が開花する。現在の気温では起こらないと思うかもしれないが、日本の平均気温は気象庁の統計によると1898年以降で1.14度上昇している。特に1990年以降の上昇率が高くなっている状況で、最高気温35度以上の猛暑日は、国内13地点（網走、根室、寿都、山形、石巻、伏木、銚子、境、浜田、彦根、多度津、名瀬、石垣島）での年間平均回数が1930～1960年頃までは1回程度だったのが、1990年以降は2回近くになっており、2000～2014年の間では4年で年3回を超えている。最低気温でも、最低気温が0度を下回る冬日は同13地点で1930年頃では年70日だったのが2010年では年50日程度と、寒くなる日が減少している。確実に日本では気候変動が起きているといえる。桜の開花でいえば、桜の開花日は1953年以降、10年当たり1日早くなっている。50年で5日というのは、普通の生活では大した影響がないかもしれないが、長期的にみれば大きな季節ごとの環境変化になっているといえる。桜も農産物も同じ植物なので、農産物も温暖化によって生育に大きな変化が生じていく。

　積算温度という問題以外にも、温暖化の影響はいろいろとある。2016年春、佐賀県産玉ねぎで異変が起こった。佐賀県は北海道に次ぐ全国2位の玉ねぎ生産量を誇る産地だが、2016年の作付で生産量が例年の3割ほどにしかならないなど、甚大な被害を被った。2015年の作付でも前年対比2割減と立て続けに被害を受けていることから、もしこうした状況が続くようならば産地として消滅する可能性も出てきている。今回の生産量激減の要因は「べと病」といわれる病気と、その蔓延を助長した暖冬、雪害、降雨の4つといわれている。べと病は玉ねぎの生産において最大の生育不良要因である。例年、べと病の被害は全国でも発生している。この病気は、カビが寄生し葉を枯らす病気だが、生育期に発病すると玉が大きくならず、また品質にも影響を及ぼす。結果、規格が小さい玉ねぎばかりが収穫されるため、面積当たりの収量も減り、市場で高値がつくサイズにならないため価格も下がり、そもそも品質が悪く出荷できなくなったりする。こうなると、経営として

第1章　温暖化と農産物・海産物の異変

表1　佐賀県産玉ねぎ栽培年間カレンダー

分類	9月	10月	11月	12月	1月	2月	3月	4月	5月	6月	7月	8月
極早生	播種	定植	定植					収穫	出荷			
早生	播種	定植	定植					収穫	出荷	出荷	出荷	
中生	播種	定植	定植					収穫	出荷	出荷	出荷	出荷
晩生			播種	定植	定植				収穫	出荷	出荷	出荷

は大打撃を受けてしまう。まさにそれが佐賀県の 2016 年シーズンで起きたのである。

　今回のこの病気の大発生の要因は、病原菌となるカビが本来は冬の寒さで死滅していくはずが、暖冬により生き延びたことによる。例年の平均気温ならばこの菌が畑で生き続けることができないため、ほとんどが死滅し、べと病が発生しても限定的な被害ですむ。これは単年での暖冬はもちろんだが、長期的な温暖化によって菌の生息期間が延びる要因にもなっている。佐賀県の玉ねぎの作付を簡単に説明すると、9月に種を播き、11～12月に田んぼに定植する。その後、1～3月に肥料を土に追加したりして、4～6月にかけて出荷していく（**表1**）。2016 年産では、11～12月に平均気温が高くかつ降水量が多かったことで菌にとっては環境がよい状態が保たれ、べと病が蔓延した。さらに4～5月の収穫時期には平年を大きく上回る量の雨が降ったことなどによって、菌の増殖に拍車をかけさらにべと病が広がった。佐賀県農業技術防除センターの調べでは、2016 年 3 月 31 日～4 月 4 日までに県内の 42 か所の圃場を調査したところ、べと病の発生圃場率は 88.1％と、ほぼすべての圃場で発生が確認されたのである。生育期にかかった品種でも例年の3倍以上となった。これによって、出荷量が激減したのである。今後このような事態が続くようならば、玉ねぎ栽培をやめる農家が増える可能性は高まる。さらに温暖化で環境が高温多湿に変化すると、温度だけにとどまらず菌などの生存状態にも影響を及ぼすため、農産物の生産地そのものが影響を受けていくのである。

　温暖化の影響に関しては、夏場の豪雨と冬の大雪も引き起こしている。詳しい説明は省くが、高温が続くと海水などの蒸発が増え、大気中の水蒸気が多くなる。これが大気から上昇していき、大雨や大雪の原因になるとされている。その大雪では、2014 年 2 月に北関東を中心に過去最大の雪害が発生した（**図1**）。甲府市や前橋市、熊谷市など18地点で観測史上1位の積雪を一晩で記録したこの雪の影響で群馬県、埼玉県、山梨県を中心に被害が生じ、ビニールハウスや畜舎などの損壊といった施設被害はもちろん、生産途中のきゅうりやトマト、イチゴなどのハウス野菜も出荷ができなくなり、総額 1,765 億円（うち農産物被害額：186 億円）にも及ぶ被害となった。農産物被害額の大きさを説明すると、その年の大雪の被害額は全国で 198 億円だったので、その 94％がこの関東の大雪で被り、また前年の 2015 年の 1 年間の全国農産物被害額は天候や鳥獣害など含めて 191 億円であり、それとほぼ同額が一部地域で一晩の雪で発生したのである。当時、雪の予報は出ていたも

第 2 部　異常気象と食材管理

区　分	東　北 被害面積	東　北 被害量	関東・東山 被害面積	関東・東山 被害量	東　海 被害面積	東　海 被害量	近　畿 被害面積	近　畿 被害量	九　州 被害面積
総　数	ha 290	t 2,960 186 千本 62 千鉢 18 千球	ha 3,200	t 50,100 12,100 千本 9,890 千鉢	ha 397	t 954 12 千本 17 千鉢	ha 35	t 218 222 千本	ha 105
被害見込み金額 （100万円） （　）は構成比	670 (3%)		18,600 (94%)		339 (2%)		139 (1%)		112 (1%)

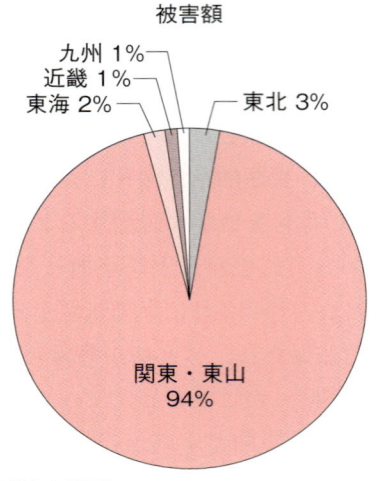

被害額

- 九州 1%
- 近畿 1%
- 東海 2%
- 東北 3%
- 関東・東山 94%

図 1　全国農業地域別被害概況
（平成 26 年主要災害種類別被害概況　1 月以降の降雪等による農作物被害）

のの、かつてない積雪の被害を予想することはできず、また夜中に降ったことから、翌日起きてみると豪雪になっておりハウスが軒並みつぶれたり、作物が出荷できない状態になったりという状況になっていた。もちろん夜を徹してハウスを雪から守った農家もいたが、多くの人は過去の天候から考えても、影響は軽微だと考えていた。群馬県前橋市にあるハウスが70棟近くある小松菜農家では、そのハウスの1/3あまりがこの大雪でつぶされ、施設・農産物ともに大きな被害となり、ハウスの完全復旧までに2年を費やした。この大雪では国が早急に動いて資金も含めて支援策を講じたが、気候変動で今後同様の被害が起こりにくいように、一般社団法人日本施設園芸協会（ハウスなどを使用した農業を施設園芸と呼ぶ）では、このときの被害要因を解明しつつ、次に同様の規模の積雪予報が出た際の対策指針をとりまとめ、農家への普及などに努めている。

　佐賀県の玉ねぎも、関東の大雪も、農業を数十年してきている人々が口をそろえて、「こんなことは今までなかった」と言うのである。温暖化が引き起こす日本の気象変化は、過去の農家の勘や気象データを超える動きになってきており、どういったことが起こるのか正確に判断ができなくなっている。

将来の予測としては、国立研究開発法人農業・食品産業技術総合研究機構によるレポートでは2060年までにりんごと温州みかんの産地が大きく変化していくという報告もされている。りんごの場合は、栽培に適する地域の平均気温は6〜14度といわれており、現在では北海道の一部から九州の一部まで全国的に広がりをみせているが、2060年頃には北海道のほぼ全域が栽培適地になる一方で、東北の平野部はもちろん、近畿から西日本は適地ではなくなってしまうため、りんごの栽培が困難になるという予測が出されている。一方で温州みかんにおいては、栽培に適する平均気温が15〜18度といわれており、現在は神奈川から九州までの主に太平洋側に面した沿岸部が主産地となっているが、2060年頃には適地が拡大していき、西日本の高地を除く一帯と南東北の沿岸部までが適地となるとされており、九州の沿岸部は適地から外れていくとされている。現在から50年後のシミュレーションであるためかなり先だと感じるかもしれないが、りんごやみかんといった樹木に実がなる品目では、結実年数といい、苗木から実を付けるまでに年数がかかる。りんごとみかんは結実年数が5〜7年とされているため、今栽培を始めても収穫までに5年はかかるということである。また、そうした気候変化はもちろん、消費者のニーズにも対応すべく農産物は品種改良されていく。品種改良をしていくにしても、通常の栽培と同じ期間がかかるので、今から新しい品種を見つけ出し、育ててみて、かつ市場に出していくまでには10年はかかると考えると、今から取り組んでも農家が生産して収穫するまでに15年はかかる計算になっていく。また、りんごもみかんも収穫は1本の木から30年、40年とできるため、温度変化や気候変動を予測しての産地づくりを進めていかなければならず、今まで以上にむずかしくなっていくと思われる。

2 海産物の異変

　また、気温が上昇するということは、あわせて海面水温も上昇しているということである。日本近海の海面水温は過去100年間で1.07度上昇しており、これは世界全体の上昇温度0.51度より倍の値と、日本近海の海面水温の上昇が他の地域よりも高いことがわかる。海のことはまだまだわかっていないことが多いのだが、海水温の上昇により、これまでの魚の生息地域に動きが起きている。例えば、日本では秋の風物詩ともいえるサンマだが、国立研究開発法人水産研究・教育機構によると、現在は北関東沖から青森沖まで広い地域で水揚げされるが、海水温の上昇により生息場所が北上し、2100年頃には釧路沖のごく一部でしか水揚げがされないという予測データも出ている。また、重さも今より1匹当たり40g減少して小さなサンマとなる一方で、産卵数は温暖化の影響で増加するため、結果として水揚げ量は増えるが個体は小さめとなる予測も出ている。一方で近年、漁獲が増えている魚の一つがサワラである。1989年日本海区でのサワラの水揚げ量は410tだった

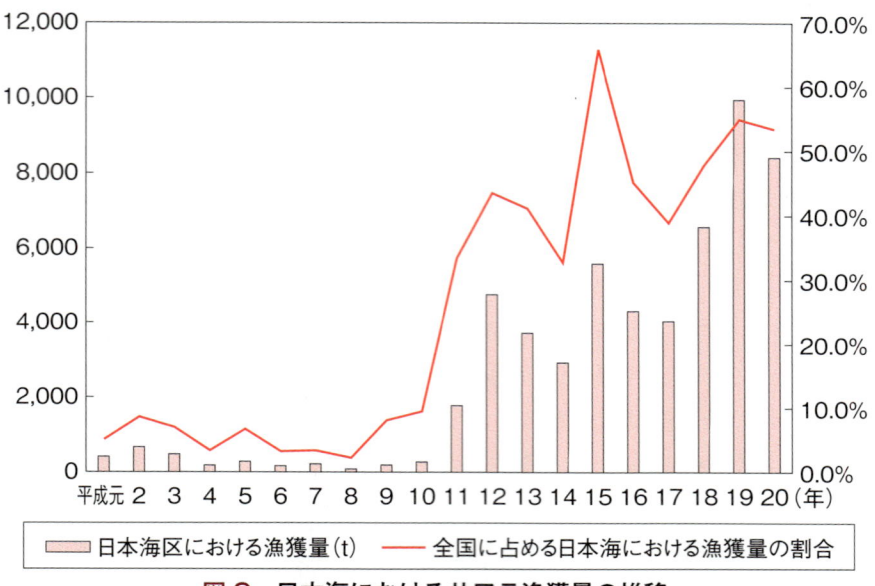

図2　日本海におけるサワラ漁獲量の推移

のが、2007年には9,950tと20年間で24倍にも増えたのである（図2）。これも海水温上昇による影響だといわれており、もともと東シナ海や瀬戸内海などで多く水揚げされていたが、産卵海域や回遊海域が拡大していることから水揚げ量も場所も変化してきている。

　温暖化による海面温度変化での海産物の移動や数量、平均温度の上昇による収穫時期や病気の拡大、産地などがこれからよりいっそう変化していくと考えられる。これまで食べられていた時期とは違う時期が旬になったり、国産では食べられなくなったりなど、日常の「食」への影響も大きくなっていくと考えられる。長い年月でみると地球規模の大きな話に聞こえるが、身近な変化としては、スーパーマーケットなどで購入する際に産地の変化としてよく目にしていると思う。それについては第2章で述べる。

第 2 部　異常気象と食材管理

第 2 章　葉物野菜の価格暴落

　普段、農産物や海産物といった生鮮食品はスーパーマーケットや百貨店、専門店などで購入することが多いかと思う。購入の際に気になるものの一つが価格だと思う。もちろん安全・安心であればよいというふうに言う人は多いかと思うが、実際の購入時の判断においては価格というのが大きなウエイトを占めているのもまた事実だと思う。では、お店で購入する際にはたいていがお店に入ってすぐの場所にある野菜、次いで魚、肉の順番にお店を進んで行くかと思うが、これはなぜだと思うだろうか？　消費頻度が高く、単価もそこまで高くはないものから並んでいるのだが、もう一つの理由としては、価格変動が大きく特売商品を組みやすいからである。さてこうした農産物の価格がどうやって決まっているのか考えたことあるだろうか？　価格形成の仕組みを知ることは、温暖化や食の不安定差などを知るきっかけにもなっていくのである。

1　製造業の価格形成

　農産物で考える前に、一般的な製造業の価格形成で考えると、例えば車は 1 台の製造におよそ 3 万点の部品が必要となる。部品製造は全部を 1 社で行っているわけではなく、数多くの部品メーカーがそれぞれ得意とする部品を製造し、それを集めて組み立てていく。その場合、価格形成でいえばそれぞれの部品に原価が生じている。部品メーカーは部品ごとに原価＋利益で出荷していき、車はこのように価格が決まり仕入れられた 3 万点の部品を組み合わせて製造されていく。そして完成したものにまた利益をのせ、販売する。つまり通常、製造業では「仕入れ原価＋製造原価＋利益＝出荷価格」という価格形成が生じる。このため、輸出入での為替変動や資源の枯渇といった問題が生じない限り、大きな価格変動は発生しない。車を買うときに、新車や中古、型落ちということを除けば、同一時期に毎日価格を見に行っても販売価格に変動はないと思われる。つまり、製造業からすると価格はよほどのことがない限り、もしくは販売側でセールなどを行わない限り変動はほぼしないのである。

第2部　異常気象と食材管理

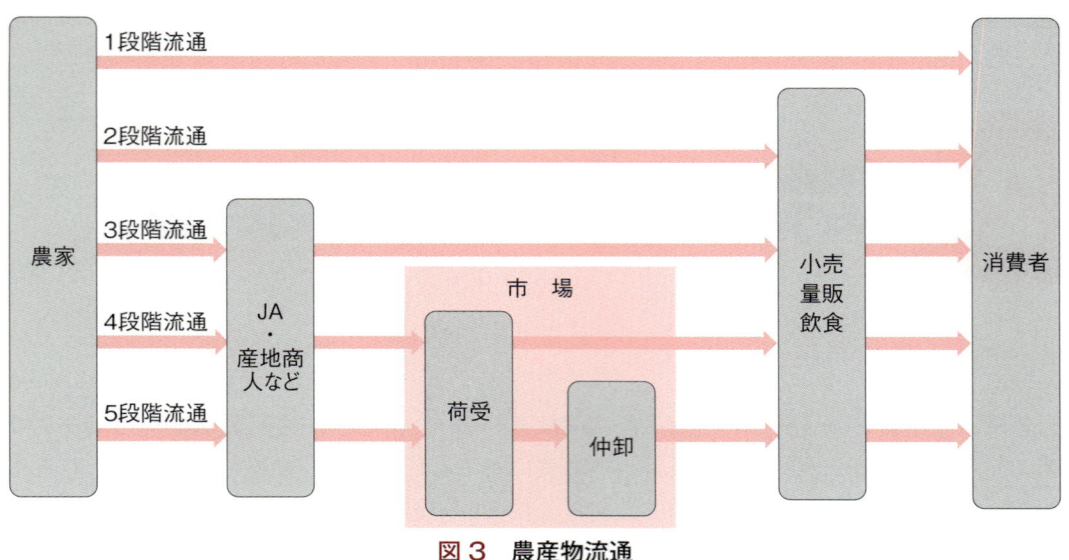

図3　農産物流通

　ではなぜ、農産物に関しては頻繁に価格が高騰したり暴落したりするのだろう？　その答えとして、商品特性と流通構造に秘密が隠されている。日本における農産物の流通経路を知ること、つまり生産地（農家）から消費地（消費者）までどのように農産物が届いているのかを知ることが重要となる。

2　農産物の流通ルート

　日本の農産物流通では大きくわけると5つのルートがある（図3）。
　図3を見てもらえればわかると思うが、ポイントは生産者と消費者の間に何段階のステップがあるかである。1段階流通は、【農家】→【消費者】へ直接商品が販売され、間にどこも介入しない流通形態である。これは、インターネットやカタログ、チラシ販売などや対面販売など、農家が直接消費者に販売をして代金を得る方法である。この1段階流通は生産地と消費地が離れているため直接売るのがむずかしいことがあり、全体の割合としてはこの流通を主としている農家は8.8%しかいない。それでも最近はインターネットやスマートフォン、SNSによる販売サイトの普及、簡易化により、農家側が直接販売をするしくみが増え、2009年には農林水産省がマルシェジャポンプロジェクトという農家が都市部において直接販売する機会を得ることで所得向上へつなげようという事業も行い、マルシェが全国各地で始まり、1段階流通の機会は増えてきている。筆者の会社でも都内でマルシェを3か所（年100日）開催しているが、さまざまな農家が販売に来て、味は変わらないけれど見た目で規格外品とされ従来なら売り物にならなかったものがちゃんと消

農産物売上金額1位の出荷先別農業経営体数の構成割合

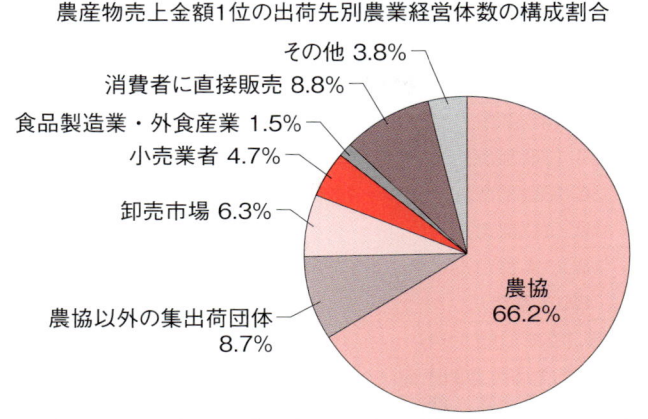

- その他 3.8%
- 消費者に直接販売 8.8%
- 食品製造業・外食産業 1.5%
- 小売業者 4.7%
- 卸売市場 6.3%
- 農協以外の集出荷団体 8.7%
- 農協 66.2%

図4　農産物売上金額1位の出荷先別農業経営体数の構成割合　2015年農林業センサス

費者に販売できる、直接消費者の顔を見て販売でき反応も得られる、小さなトマト農家で品質重視だが、マルシェなら価格をちゃんとつけて売ることができるといった反応があり、これまでになかった価値が出てきている。

　規格外品を販売できる、価格をちゃんとつけられるというのがどういうことか説明すると、まず農産物流通のメインは4、5段階流通である。【農家】→【JA】→【市場（荷受会社）】（→【仲卸】）→【小売・飲食など】→【消費者】である。さまざまな流通経路や流通業者、販売方法が増加しているとしても、これがメインであるには理由がある。まず農家が出荷するJAだが、正式名称を農業協同組合といい、そもそもは農家が相互扶助のためにつくった組織である。JAの役割は農業と生活の両面の支援なので、農業に対する支援では農産物の販売はもちろん、農機具や農業資材といった生産に必要なものの調達・販売から、天候リスクに対する保険や、生活に対する支援ではガソリンスタンド、スーパーマーケットの運営など幅広く展開している。かつての農村地帯は都市部と違い不便であったことから重宝した組織で、現在ではその役割を終えてもよい事業もある。一方で、JAの農産物の販売はとても重要な仕事であり、生産した農産物を農家が自分で販売していくというのは、先ほどのマルシェやインターネット販売などが増えたとしても容易なことではない。加えて年間で数十品目の野菜を細かく生産しているのなら別であるが、スイカだけを年間数十tやお米を数十tという単一品目生産では、産地としてまとめて販売をしたほうが流通コストが抑えられ、産地としてのブランド化などが構築しやすいため、現在もJAへの出荷量がいちばん多い農家が最も多く、2015年農林業センサスでは農産物売上金額第1位の66.2%がJAとなっている（図4）。

　JAは3、4段階のように直接量販店などもあるが、基本的には市場へ出荷していく。市場で荷物を受け取る会社は荷受会社と呼ばれ、この荷受会社から商品を購入することが許されているのが売参権をもつ企業のみで、その多くは仲卸会社である。数字が書いてある

第 2 部　異常気象と食材管理

表 2-1　卸売市場の数、取扱い金額、市場関係業者数

	市場数	取扱金額（億円）	卸売業者数	仲卸業者数	売買参加者数
中央卸売市場	67（40 都市）	39,163	171	3,665	27,409
うち青果	53（38 都市）	19,178	73	1,453	12,884
水産物	36（30 都市）	16,014	57	2,036	4,017
食肉	10（10 都市）	2,475	10	73	1,792
花き	18（14 都市）	1,268	23	88	8,163
その他	6（5 都市）	228	8	15	553
地方卸売市場	1,105（うち公設 154）	31,869	1,309	2,644	113,625

資料：農林水産省食料産業局食品製造卸売課調べ

（注）1.（中央）市場数、卸売業者数：26 年度末、他の業者数：25 年度末、取扱金額：25 年度
　　　（地方）市場数、業者数：25 年度末、取扱金額：25 年度
　　2. 中央卸売市場の総合市場は 39、青果物単独市場は 14、水産物単独市場は 3 である。
　　3. 平成 27 年 3 月 31 日に横浜市中央卸売市場南部市場（青果、水産物）が廃止され、横浜市中央卸売市場本場に統合。また、同年 4 月 1 日に横浜市中央卸売市場南部市場（花き）、姫路市中央卸売市場（青果）、高松市中央卸売市場（花き）が地方卸売市場に転換。この結果、<u>平成 27 年 4 月現在の市場数は全体で 66（40 都市）</u>となっている（うち青果 51（37 都市）、水産物 35（30 都市）、食肉 10（10 都市）、花き 16（12 都市）、その他 6（5 都市））。<u>平成 27 年 4 月現在の卸売業者数は全体で 166</u>、うち青果 72、水産物 56、食肉 10、花き 20、その他 8 である。

表 2-2　（参考 1）卸売市場数の推移

年度＼区分	中央卸売市場	地方卸売市場	公設	第三セクター	民設
11	87	1,477	158	38	1,251
12	87	1,427	157	38	1,232
13	86	1,390	157	38	1,195
14	86	1.351	154	37	1,160
15	86	1,325	152	38	1,135
16	86	1,304	152	36	1,116
17	86	1,286	150	39	1,097
18	84	1,259	151	37	1,071
19	81	1,237	155	38	1,044
20	79	1,207	156	39	1,012
21	76	1,185	156	38	991
22	74	1,169	153	37	979
23	72	1,159	151	37	971
24	72	1,144	155	38	951
25	70	1,105	154	36	915
26	67				

資料：農林水産省食料産業局食品製造卸売課調べ
　注：各年度末の数値である。ただし、地方卸売市場については平成 24 年度までは各年度当初の数値である（24 年度末の地方卸売市場は 1,126（うち公設 154、第三セクター 37、民設 935））。

表2-3 （参考2）卸売市場の取扱い金額の推移

（単位：億円）

区分 年度	中央卸売市場計	青果	水産物	地方卸売市場計	青果	水産物 （消費地）
11	56,983	24,115	28,711	44,858	16,736	11,686
12	54,518	23,240	27,177	42,371	15,835	10,916
13	51,164	21,565	25,869	38,432	14,634	10,359
14	51,903	22,654	25,206	38,476	15,169	9,886
15	49,275	21,662	23,477	36,794	14,652	9,456
16	48,883	21,800	22,735	36,362	14,775	8,862
17	46,674	20,299	22,035	34,589	13,671	8,410
18	46,796	20,685	21,779	35,457	13,957	8,657
19	45,762	20,294	21,107	34,013	13,673	7,816
20	44,021	19,960	20,014	31,953	13,690	7,387
21	41,208	19,102	18,275	30,295	13,258	7,085
22	41,444	20,032	17,597	30,445	13,660	6,743
23	39,476	19,132	16,758	30,265	13,050	6,925
24	38,017	18,295	16,039	30,241	12,198	6,665
25	39,163	19,178	16,014	31,869	12,543	6,964

資料：農林水産省食料産業局食品製造卸売課調べ

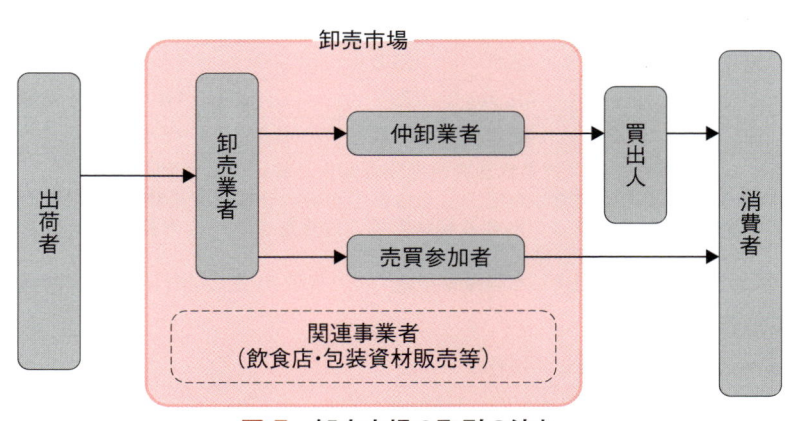

図5 卸売市場の取引の流れ

帽子をかぶっている人たちというとわかりやすいだろう。仲卸からの購入は自由にできるので、小売店舗や飲食店舗などはそこから商品を仕入れ、消費者へと届く形になる。**表2-1～2-3、図5**を見てわかるとおりだが、実際に2012（平成24）年の青果物の卸売市場経由率（※卸売市場経由率：国内で流通した加工品を含む国産および輸入青果物のうち、卸売市場を経由したものの数量割合の推計値）は59.2％（野菜のみ：69.2％/果実のみ：42.4％）（参照：平成26年度卸売市場データ集（農林水産省））と半数以上が市場経由を

第2部　異常気象と食材管理

表2-4　卸売市場経由率の推移　　　　　　　　　　　　　　　　　　　　　　（単位：%）

区分 年度	青果	野菜	果実	水産物	食肉	牛肉	豚肉	花き
3	80.3	82.5	76.2	76.7	19.6	34.1	12.3	86.6
4	79.4	85.1	69.9	75.6	17.9	28.8	11.7	83.1
5	79.8	84.5	72.0	70.2	16.3	22.7	12.1	85.8
6	74.5	82.4	62.8	70.2	16.0	22.5	11.5	85.1
7	74.0	80.5	63.4	67.6	15.5	21.5	11.1	81.9
8	74.6	82.3	61.7	69.4	14.9	21.5	10.6	84.1
9	74.6	82.8	61.6	71.0	15.1	20.4	11.2	85.5
10	74.3	81.8	61.7	71.6	15.5	20.3	12.1	85.6
11	70.9	79.4	57.2	68.6	16.7	22.5	12.8	83.7
12	70.4	78.4	57.6	66.2	17.1	23.3	12.6	79.1
13	68.9	78.7	54.1	62.5	14.3	18.5	11.8	79.6
14	69.6	79.1	55.0	61.2	13.4	17.7	11.0	79.7
15	69.2	78.9	53.7	63.4	12.2	15.8	10.3	80.9
16	66.1	77.3	49.0	62.9	11.6	17.3	9.0	82.6
17	64.5	75.2	48.3	61.3	10.3	16.4	7.5	82.8
18	64.6	75.8	46.6	62.5	10.1	15.5	7.3	85.4
19	61.7	73.2	43.6	60.0	10.2	15.8	7.4	83.0
20	63.0	73.8	45.7	58.4	9.8	15.8	7.0	84.0
21	64.6	75.5	47.1	58.0	10.3	15.7	7.5	85.1
22	62.4	73.0	45.0	56.0	9.9	15.1	7.2	83.4
23	60.0	70.2	42.9	55.7	9.4	14.4	6.9	84.4
24	59.2	69.2	42.4	53.4	9.9	15.2	7.1	78.7

資料：農林水産省「食料需給表」、「青果物卸売市場調査報告」等により推計

（注）卸売市場経由率は、国内で流通した加工品を含む国産および輸入青果物、水産物、食肉、花きのうち、卸売市場（水産物についてはいわゆる産地市場の取扱量を除く。）を経由したものの数量割合（花きについては金額割合）の推計値。
なお、参考までに、国内で流通した国産青果物のうち卸売市場を経由したものの数量割合についても同様に推計した。

（参考）国産青果物の卸売市場経由率の推移

年度	16	17	18	19	20	21	22	23	24
青果	93%	91%	92%	87%	88%	88%	87%	86%	85%

資料：農林水産省「食料需給表」、「青果物卸売市場調査報告」等により推計

している状況である。ちなみに、加工品を除くと2012（平成24）年度での卸売市場経由率は85%にもなり、いかに市場出荷が主流かがわかる。図3、4と表2-1～2-5にあるように、JA出荷が66.2%、JAも含めた農産物の市場経由率は59.2%と半数以上の農産物がJA＞市場経由となっている。

表 2-5 食品流通における市場経由率の推移

(単位：千t、花きは億円)

年度	項目	青果	野菜	果実	水産物	食肉	牛肉	豚肉	花き
元	総流通量（A）	23,661	15,113	8,548	8,744	3,179	1,059	2,120	5,247
	市場経由量（B）	19,558	12,888	6,670	6,520	745	460	286	4,355
	市場経由率（B）／（A）	82.7%	85.3%	78.0%	74.6%	23.5%	43.4%	13.5%	83.0%
	中央卸売市場の取扱量（C）	11,597	7,645	3,952	5,651	366	243	124	559
	中央卸売市場のシェア（C）／（A）	49.0%	50.6%	46.2%	64.6%	11.5%	22.9%	5.8%	10.7%
5	総流通量（A）	23,313	14,585	8,728	8,245	3,493	1,405	2,088	6,465
	市場経由量（B）	18,602	12,322	6,280	5,789	571	319	252	5,549
	市場経由率（B）／（A）	79.8%	84.5%	72.0%	70.2%	16.3%	22.7%	12.1%	85.8%
	中央卸売市場の取扱量（C）	11,222	7,556	3,666	4,764	247	147	101	1,228
	中央卸売市場のシェア（C）／（A）	48.1%	51.8%	42.0%	57.8%	7.1%	10.4%	4.8%	19.0%
10	総流通量（A）	23,248	14,541	8,707	8,029	3,600	1,505	2,095	6,796
	市場経由量（B）	17,265	11,897	5,368	5,751	559	306	253	5,819
	市場経由率（B）／（A）	74.3%	81.8%	61.7%	71.6%	15.5%	20.3%	12.1%	85.6%
	中央卸売市場の取扱量（C）	10,382	7,241	3,141	4,780	245	148	97	1,573
	中央卸売市場のシェア（C）／（A）	44.7%	49.8%	36.1%	59.5%	6.8%	9.8%	4.6%	23.1%
15	総流通量（A）	23,094	14,236	8,858	8,042	3,667	1,248	2,419	5,925
	市場経由量（B）	15,986	11,230	4,756	5,099	447	197	250	4,791
	市場経由率（B）／（A）	69.2%	78.9%	53.7%	63.4%	12.2%	15.8%	10.3%	80.9%
	中央卸売市場の取扱量（C）	9.903	7,062	2,841	4,395	224	135	89	1,563
	中央卸売市場のシェア（C）／（A）	42.9%	49.6%	32.1%	54.7%	6.1%	10.8%	3.7%	26.4%
20	総流通量（A）	22,699	14,009	8,690	7,007	3,656	1,189	2,467	4,885
	市場経由量（B）	14,307	10,333	3,974	4,090	360	188	172	4,105
	市場経由率（B）／（A）	63.0%	73.8%	45.7%	58.4%	9.8%	15.8%	7.0%	84.0%
	中央卸売市場の取扱量（C）	8,963	6,590	2,373	3,506	217	137	80	1,431
	中央卸売市場のシェア（C）／（A）	39.5%	47.0%	27.3%	50.0%	5.9%	11.5%	3.2%	29.3%
21	総流通量（A）	22,091	13,573	8,518	6,766	3,547	1,195	2,352	4,659
	市場経由量（B）	14,264	10,249	4,015	3,927	364	188	176	3,966
	市場経由率（B）／（A）	64.6%	75.5%	47.1%	58.0%	10.3%	15.7%	7.5%	85.1%
	中央卸売市場の取扱量（C）	8,758	6,430	2,328	3,321	220	137	83	1,399
	中央卸売市場のシェア（C）／（A）	39.6%	47.4%	27.3%	49.1%	6.2%	11.5%	3.5%	30.0%
22	総流通量（A）	21,311	13,215	8,096	6,602	3,663	1,243	2,420	4,674
	市場経由量（B）	13,291	9,648	3,643	3,699	361	187	174	3,900
	市場経由率（B）／（A）	62.4%	73.0%	45.0%	56.0%	9.9%	15.1%	7.2%	83.4%
	中央卸売市場の取扱量（C）	8,181	6,100	2,081	3,153	215	134	81	1,344
	中央卸売市場のシェア（C）／（A）	38.4%	46.2%	25.7%	47.8%	5.9%	10.8%	3.3%	28.8%

つづき

年度	区分\項目	青果	野菜	果実	水産物	食肉	牛肉	豚肉	花き
23	総流通量（A）	22,021	13,798	8,223	6,396	3,717	1,242	2,475	4,503
	市場経由量（B）	13,208	9,681	3,527	3,562	350	178	171	3,800
	市場経由率（B）／（A）	60.0%	70.2%	42.9%	55.7%	9.4%	14.4%	6.9%	84.4%
	中央卸売市場の取扱量（C）	8,085	6,093	1,992	2,906	212	134	78	1,333
	中央卸売市場のシェア（C）／（A）	36.7%	44.2%	24.2%	45.4%	5.7%	10.8%	3.1%	29.6%
24	総流通量（A）	22,619	14,244	8,375	6,432	3,672	1,236	2,436	4,602
	市場経由量（B）	13,401	9,853	3,548	3,436	362	188	174	3,623
	市場経由率（B）／（A）	59.2%	69.2%	42.4%	53.4%	9.9%	15.2%	7.1%	78.7%
	中央卸売市場の取扱量（C）	8,127	6,135	1,992	2,790	215	136	79	1,238
	中央卸売市場のシェア（C）／（A）	35.9%	43.1%	23.8%	43.4%	5.8%	11.0%	3.2%	26.9%

資料：農林水産省「食料需給表」、「青果物卸売市場調査報告」等により推計
（注）1. 得られる資料の中で市場間取引等の重複分を除いて推計したものである。
    2. 塩干・加工肉の取扱量は原魚換算している。
    3. 食肉についてはラウンドしたため、計算値が合わないことがある。
    4. 中央卸売市場の取扱量には、転送分を含んでいる。

3 農産物価格決定のしくみ

　流通経路の説明を細かくしたが、このどこに価格暴落の謎が隠されているかというと、価格決定のしくみそのものにある。車の話をしたが、原価計算を算出し利益を上乗せして販売というスタイルがこの農産物流通では起きていない。先ほどのメインとなる5段階流通（【農家】→【JA】→【荷受会社】→【仲卸】→【小売・飲食など】→【消費者】）だが、この流通経路において、農産物に価格が生じるのは荷受会社が仲卸会社に販売した瞬間になる。わかりにくいかもしれないが、【農家】→【JA】→【荷受会社】の時点では農産物に価格は存在していない。荷受会社が仲卸に販売するときに、その商品の価格が初めて提示され決定される（図6）。卸価格も希望小売価格もない、委託販売方式という形である。具体的には「競り」と「相対」とがあり、競りはインターネットオークションがイメージしやすい。商品価値が高く流通量が少ない商品などで行われ、競って値段がつり上がっていく。秋に松茸が市場に少ないと競りでどんどん価格が上がっていったりする。また、今では主流となった相対だが、これは全員で競り合うのではなく、荷受の担当者が価格を決めており、それを仲卸の人に伝え、合意すれば売買が決まっていく。競りも相対もいずれにせよ、需要と供給バランスによって価格が決まっていくということである。欲しい人が多ければ価格は高くなり、少なければ安くなる。この価格は毎日変動していく。マーケット側の消費量（需要）は1日単位で大きな変動は起こらないが、供給量には変動が生じるためである。生産側の農家にとっては出荷価格が出荷後でないとわからないという非常に

市　場

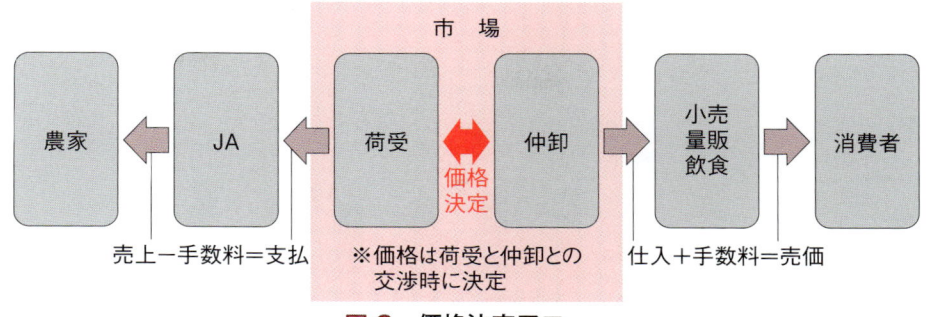

農家 ← JA ← 荷受 ⇔ 仲卸 → 小売量販飲食 → 消費者

価格決定

売上−手数料＝支払　　※価格は荷受と仲卸との交渉時に決定　　仕入＋手数料＝売価

図6　価格決定フロー

　不安定にしかみえないこの価格決定方法が主流となっているのには、理由がある。そこで2つめのカギとなるのが、商品特性である。
　農産物のいちばん大きな特性は、商品劣化速度が速いということである。工業製品やサービス商品などであればトレンドなどの需要変化はあるにせよ、商品そのものが1週間で自然劣化することはない。そのため、相場や市場需要をみて出荷調整をするということができる。しかし、農産物はそれが基本的にはできない。成長段階での収穫適期があり、その期間で収穫しないと商品価値が損なわれ、そもそも商品として成立しないのである。農産物の種類にはよるが、にんにくや玉ねぎなどの乾燥保存できる野菜を除けば、その日数は数時間〜数週間と長くはない。そして収穫後も、保冷などの鮮度管理をしっかりとしなければすぐに劣化が始まり、ほうれん草や水菜などの葉物野菜は1週間ももたない。しかも商品価値は、市場での流通と小売店舗での販売期間なども考慮しなくてはいけない。出荷時点ではよくても、スーパーマーケットで1日ももたない商品はお店としては困る。つまり、農産物の場合は収穫できる時期は決まっているし、収穫から家の冷蔵庫に入れて消費者が食べるときまでに劣化してはダメなのである。市場の相場変動などをみながら出荷調整を行うというのは数日単位ならできる可能性はあるが、例えば1日2回収穫が必要なアスパラガスなどは出荷し続けなくては売上がたたないので出荷し続けることになる。価格が下がっているから出荷しない、高いからたくさん出すという選択肢はなく、出せる時期に出荷していくというのが基本的な出荷方法になる。そうしないと長い日数をかけて生産した農産物は商品にすらならなくなってしまうのである。
　このように価格というのは、自社の生産の状況や原価などとは全く関係のない市場の原理で決まっていることが大半である。対面販売や契約栽培によって価格の安定化を図る動きはもちろんあるが、全体としてはまだまだ少ない割合といえる。また、荷受会社には価格決定権を付与されている代わりに仕入れの拒否権がない。需給バランスを市場がコントロールして価格が暴落・高騰しないように調整することができれば消費側からすると購入価格は安定するかもしれないが、供給側では出荷ができずに商品にすらならないというリスクが発生してしまうため、中央卸売市場は出荷された農産物はすべて受け取るという

第2部　異常気象と食材管理

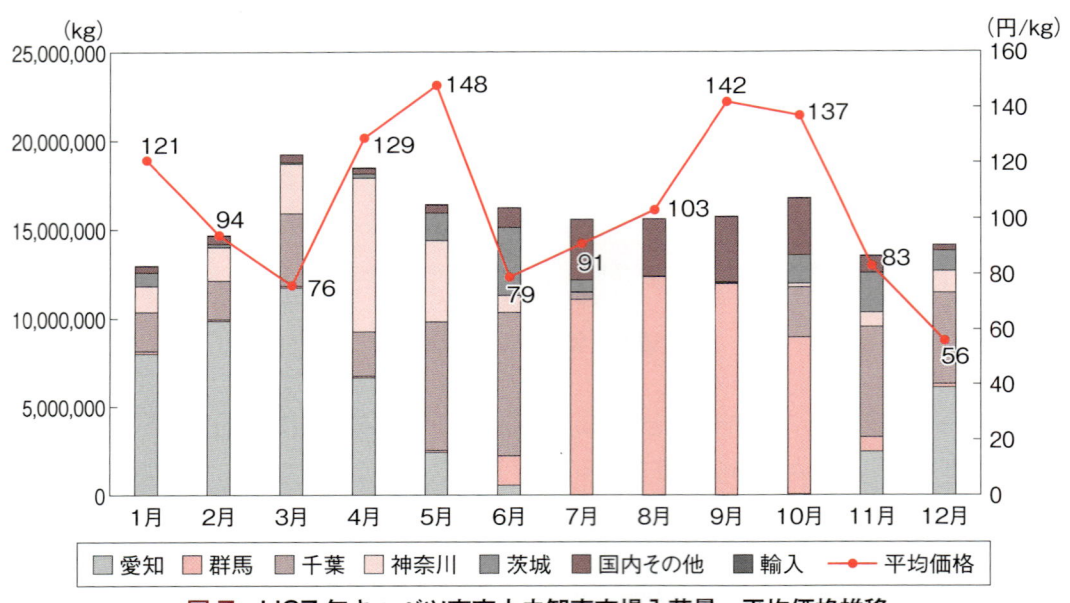

図7　H27年キャベツ東京中央卸売市場入荷量・平均価格推移

ルールがあるのである。

　さらに第1章でも述べたが、農産物の生産は天候に非常に左右されてしまうため、予定していた時期に出荷ができるとは限らないことも大きく関係している。価格の一般的な変動幅を超えた高騰や暴落が発生するのは、産地側の天候変化による産地リレーのひずみによるものである。考えてみてほしいのだが、普段スーパーマーケットなどで農産物を購入する場合、最近では1年中同じ農産物が販売されていないだろうか？　スーパーマーケットにキャベツやレタス、ほうれん草や水菜がおいていないという時期は全くないと思う。これこそが産地リレーの成果である。日本列島は南北に非常に長く、北は亜寒帯から南は亜熱帯までさまざまな気候区分に属している。このため、全国各地で同じ農産物が一斉に生産されるということはない。各産地で無理なくつくれる季節が、わかりやすくいえば「旬」となる。スーパーマーケットなどで入り口にいちばん量が積まれていて価格が安い商品は、旬だと思って間違いない。生産しやすい＝供給量が増える＝価格が下がりやすいからである。

　この産地リレーをキャベツで考えてみる（図7）。東京中央卸売市場に入荷した2015年の1年間の産地と出荷量推移を見るとわかるが、大きく4産地でリレーをしている。12～3月までは半数近くを愛知県産でカバーし、春キャベツのピークとなる4月だけ神奈川県が半数、そこから千葉県が2か月間、夏場の7～9月は7割近くを群馬県がカバーしている。このように産地リレーを行うことで、全体としての供給量が著しく下がることがないようにしているのがグラフでも見て取れる。平均価格と比較してみると、市場需要より大きく生産量が増えてしまう場合は価格が下がっており、3月と5月ではキロ単価が倍近く違う

結果となる。このように日本国内で産地をずらしながら生産していくことで、年間を通じてある程度の量が生産されつつもピークがぶつかり合わないことで、生産量と価格のバランスをとっている。むずかしいのはこれが毎年思うとおりにはいかないということである。キャベツでいえば、2006年秋は天候が良好だったために早くキャベツが育ちすぎた結果、12月の産地がぶつかってしまうことによって、市場の需要をはるかに超える生産量となってしまい、大幅に価格が下落した。そこで、産地で行ったのが「産地廃棄」と呼ばれる行為で、これは畑で出荷を待つばかりの農産物を、出荷せずにそのまま畑に廃棄してしまうことである。この2006年12月の産地廃棄の量は9,710tにも及んだ。こうして少しでも出荷量を減らすことで価格を上げる努力をしていかなければ、出荷する経費（人件費、梱包資材代、輸送代など）のほうが利益を上回ってしまい、出すだけ赤字になってしまうのである。ただし、この産地廃棄は勝手に行われるものではなく、農林水産省の「需給調整対策制度」にのっとって行われ、産地廃棄に対するルールの下、補助金が下りるようになっており、農家の経営の下支えを行っている。よく、「産地廃棄するのはもったいないからどうにか売れないか」と農家を支援する気持ちで言う人がいるが、需要が増えないなかで供給を増やすことは、一農家目線では儲かっているかもしれないが、全体ではさらなる悪化を推し進めることになる。

　一方、産地切り替えのタイミングがうまくいかないと、価格の高騰が発生する。第1章の佐賀県産の玉ねぎ問題はまさにそのとおりで、例年佐賀県産玉ねぎは100円/kg前後で推移しているのが、供給量が足りなかったため、160円/kg前後まで高騰した。また、それを見て出荷の季節が少し重なる兵庫県などは、玉ねぎの価格が高騰しているタイミングで出荷をして儲けを増やしたりするのである。玉ねぎの場合は貯蔵野菜のため、この出荷調整が行える。

　消費者からすると、スーパーマーケットなどで価格がとても安いとお得感を感じ、一方でとても高いと購入を躊躇すると思う。しかし、野菜が高いから農家が儲かっているわけでもなく、高騰も暴落もいずれも農家にとっては苦しい状況になる。「食」への取り組みとしていかに日本国内で日本が必要とする食料確保、生産を行うのかということは重要であるし、安定的な供給がされ続けることは安心にもつながる。しかし農業も産業の一つである。農業を営む農家が経営として成立していかないことには、生産されることもない。しかし残念なことに日本では農業就業人口がここ10年、年間10万人のペースで減少し続けており、2015年では209万人にまで減った。これはピークであった1960年の1,454万人からすると14％にまで落ち込んでいる。もちろん技術革新や品種改良・機械化などさまざまな部分での発展を遂げているので、農家の減少＝生産量の減少とはならないが、深刻な問題として209万人の年齢がある。2015年時点での平均年齢は66.4歳と、一般職種の定年退職年齢をはるかに上回ったところに位置しており、一方で39歳以下で日常的に農業を生業としている人は8.5万人しかいない。わずか8.5万人の若者が今後の日本農業

を支えていく基盤として頑張っている状況なのである。

　農業への興味関心がここ 10 年で高まってきている一方で、この農業就業人口の減少に歯止めはかかっておらず、販売や流通、ICT や機械化など生産以外では企業参入も増えているが、根本的な農産物の生産を行う部分では改善が見られずに、生産そのものがされなくなるというリスクは変わっていないのが現状である。世間では団塊世代の定年退職の時期となっているが、農業ではその団塊世代がまだまだ農業をしてくれている。しかしこの世代が高齢で引退をすると、一気に生産リスクは高まってくる。価格形成や流通方法なども含めて、抜本的なしくみの構造改革をしていかなければ、生産側からの供給は先細りしていくのである。

第2部　異常気象と食材管理

第3章　食材の安定仕入れへの取り組み

　第1章、第2章でも述べたように、農業・漁業における最大のリスク要因は天候である。温暖化がもたらすかつてないほどの気候変動と、従来型の市場における価格決定システムにより農家は経営のむずかしい時代にさらされているが、一方で消費側として仕入れをする小売業や飲食業にとっても安定価格・安定量の供給が好ましいのは間違いない。それはそのまま、消費者の食生活にも直結していく。消費者の食生活はもちろん、事業者が安定的な事業を行っていくうえでも、重要な食材の安定仕入れについては昨今さまざまな取り組みが行われている。

　その取り組み方法としては大きく2つあり、一つは企業が自社で農業参入を果たすことで、生産拠点そのものを構築し、仕入れの安定化を図っていく方法、もう一つは農家や農協、産地と契約栽培という形をとることで安定仕入れを行うという方法である（**表3**）。1つ目の農業参入という方法であるが、これは法律で2009年までは農業外企業（業種）が農業（生産）を始めることは農地法という法律によって規制されていた。しかし、前章でも述べたように農家数の減少や耕作放棄地の拡大など農業産業の基盤が不安定になっていくなかでようやく政府は法制度を整え、2009年の改正農地法では企業参入に対しての緩和を行い、2015年の2度目の農地法の改正では、農地の所有や出資法人への出資比率などが認められるようになり、これにより一般企業からの参入がさらに容易になった。実際1度目の改正前までは参入法人数は436法人だったが、2015年12月時点では2,039法人と5倍近くにまで増加してきた。企業参入した業態は、2,039法人の内訳からみていくと食品関連産業が23％、卸売・小売業が5％と食品関係で約3割となっている（**図8〜10**）。また、そうした企業のうち42％は野菜を生産している。これは野菜のほうが利益率がよいのはもちろん、商品価値や展開の幅が広げやすいということなどが理由としてあ

表3　食の仕入れ

食品関連業者がとる食材仕入れの安定化	
農業の企業参入	契約栽培仕入れ
自社単独、もしくは農家や農業団体と組み、実際に農業生産を行う方法	農家や農業団体に自社の求める農産物を生産してもらう方法

第2部 異常気象と食材管理

○平成21年および平成27年の農地法改正により、以下のとおり要件を緩和

リース方式

○参入の全面自由化【平成21年改正】
・リース契約なら、所有と異なり、不適正な利用の場合、契約解除して原状回復できる
・農地価格は、収益価格（リース料の約25年分）の4倍程度であり、所有権取得では投資回収は困難な状況

○リース期間も最長50年に延長

〔実績〕
○平成21年の法改正後、平成27年12月末現在で2,039法人がリース方式で参入
○改正前（特区制度）の約5倍のペース

所有方式

○農地を所有できる法人（農地所有適格法人※）の要件を大幅緩和

農業者等以外の出資者
・1出資者当たりの制限を廃止【平成21年改正】
・トータルで1/2未満まで緩和【平成27年改正】

〔実績〕
○加工業者等が出資している農地所有適格法人（株式会社）は、398法人
○そのうち、加工業者等が45％超の出資をしている法人は、47法人
（H27.1.1現在）

※平成28年4月1日から農地を所有できる法人の呼称を変更
（農業生産法人→農地所有適格法人）

図8　一般企業の農業への参入

る。お米や麦などだと年1～2回しか収穫ができないが、例えばトマトなら設備や立地にもよるがほぼ1年を通して収穫することも可能であるし、ジュースやドライ、調理など加工の幅も非常に幅広いということである。こうした状況下で、大手企業も続々と参入している。小売業では、イトーヨーカドーが自社店舗での販売商品として、セブンファームを埼玉県深谷市、神奈川県三浦市、茨城県つくば市、千葉県富里市をはじめ全国各地で展開しており、それぞれ地元JAや農家と連携し、各県内の店舗での販売などを行っている。セブンファームでは店内で出た食品残渣を回収し、それを堆肥として利活用し、野菜をつくるという循環型農業への取り組みも行い、小売の食品残渣にかかるコストなどの解決にも取り組んでいる。また、ローソンが手がけているローソンファームでは、中嶋農法といわれる農法をベースにした生産方法を取り入れており、2016年2月時点で北海道から鹿児島まで全国23拠点もの生産農場を展開し、おでんの具材となる大根やカット野菜の原料などをローソン各店舗で活用している。小売業以外にも、サッポロビールはワイン原料ブドウの生産確保のために長野県で、居酒屋チェーンのモンテローザは店舗の食材として茨城県で水菜やさつまいもなどの野菜の生産を行っている。食品にかかわらず異業種でも参入はあり、2016年6月には三井住友銀行が秋田県の農業法人や秋田銀行らと共同で新しくお米の生産・販売を行う事業をするという発表もされた。

　生産方法でも企業の資金力や規模などを活用した展開が注目を浴びており、一般的な田

第3章　食材の安定仕入れへの取り組み

> 改正農地法施行（平成21年12月）後、改正前の約5倍のペースで一般法人が参入（新たに2,039法人）するなど、農地を利用して農業経営を行う法人は着実に増加

○一般法人数の推移

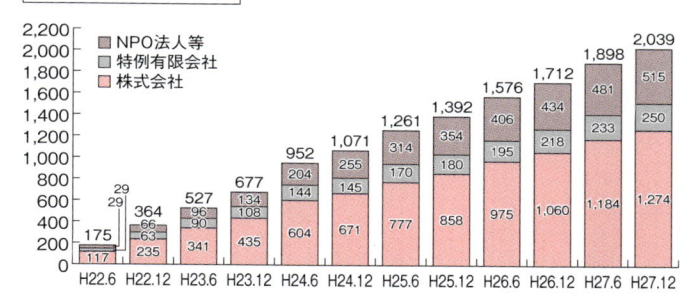

	改正農地法施行前 (H15.4～H21.12)	改正農地法施行後 (H21.12～H27.12)
参入法人数	436	2,039
うち株式会社	250	1,274
1年当たり平均参入数	65	340

○改正農地法施行後の参入法人の業務形態別・営農作物別内訳

【業務形態別】参入法人数（2,039法人）
- 食品関連産業 463法人（23%）
- 農業・畜産業 450法人（22%）
- 建設業 210法人（10%）
- 製造業 87法人（4%）
- その他卸売・小売業 105法人（5%）
- 特定非営利活動（NPO法人）201法人（10%）
- 教育・医療・福祉（学校・医療・社会福祉法人）83法人（4%）
- その他（サービス業他）440法人（22%）

【営農作物別】参入法人数（2,039法人）
- 野菜 861法人（42%）
- 複合 386法人（19%）
- 米麦等 367法人（18%）
- 果樹 207法人（10%）
- 工芸作物 86法人（4%）
- 畜産（飼料用作物）50法人（3%）
- 花き 50法人（2%）
- その他 32法人（2%）

資料：農林水産省経営局調べ（平成27年12月末現在）

図9　一般法人の農業参入の動向

畑を活用するのではなく、植物工場といわれる野菜の工場生産なども確立されつつある。一般的な工場のようなものを建て、その中で温度管理やLEDなどを使った日照管理、センサーを活用しての水分量管理、施肥管理などを行い、自然天候に左右されずコントロール下におかれた完全制御型から、自然光は活用する自然光利用型など種類はいくつかあるが、いずれにせよ従来よりも天候リスクを軽減することが可能となり、品質の安定化も図ることができるようになるなど、植物工場は成長をみせている。例えば、レタスの場合は通常の露地・ハウス栽培で行うと年間2回の作付が一般的だが、完全制御型では年間6回の作付ができるといわれている。このため、量の安定確保には非常に向いている。しかし、まだまだ課題は多いのも植物工場で、最大のリスクは投資コストの回収がままならないという点である。億以上の資金を投下し工場を建て、かつ完全制御型では電気代なども必要となる。本来、太陽光は無料で使えるエネルギーだが、LEDを太陽光の代わりにする分

第2部　異常気象と食材管理

○一般法人の借入農地面積の総計は5,177haまで増加してきているが、1法人当たりの借入農地面積の平均は2.5haであり、わが国の平均経営耕地面積と同様の規模である

借入農地面積の推移

H22.9	H23.3	H23.9	H24.3	H24.9	H25.3	H25.9	H26.3	H27.6	H27.12
750	916	1,312	1,989	2,449	2,807	3,178	3,652	4,714	5,177

（法人数）274　404　599　838　1,013　1,158　1,338　1,485　1,898　2,039
（平均面積）2.3ha　2.2ha　2.4ha　2.4ha　2.4ha　2.4ha　2.4ha　2.5ha　2.5ha　2.5ha

借入農地面積の規模別法人数

- 50a未満：694法人　34%
- 50a以上1ha未満：543法人　27%
- 1ha以上5ha未満：598法人　29%
- 5ha以上20ha未満：168法人　8%
- 20ha以上：36法人　2%

参入法人数（2,039法人）

資料：農林水産省経営局調べ（平成27年12月末現在）

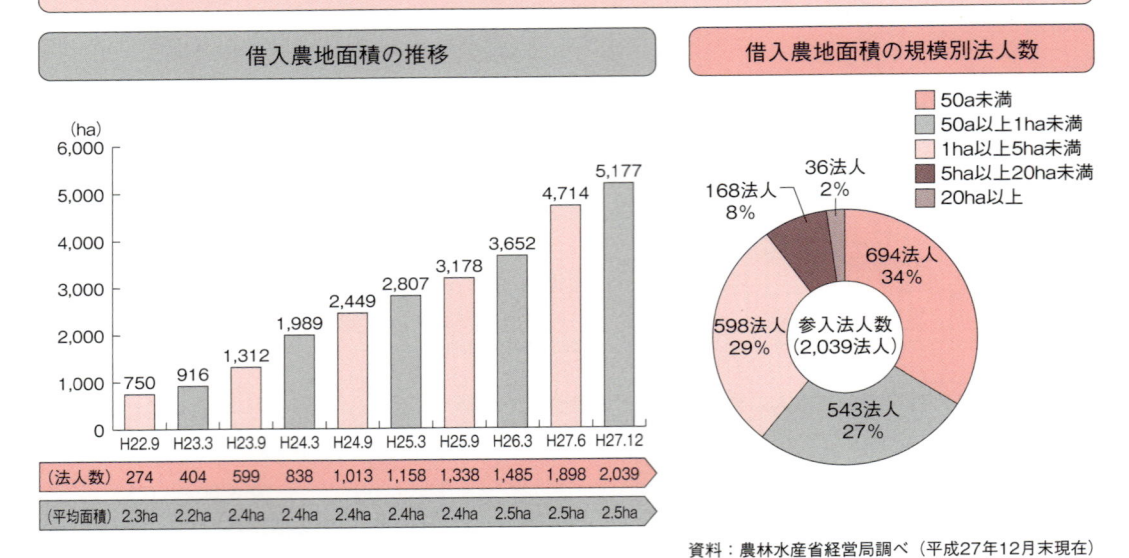

図10　一般法人の借入農地面積

コストが増加するし、現在の技術ではLEDで発揮できる光量が大きくないため、栽培できる作物も限定されている。また、生産さえできれば販売できると考え参入するケースも多くあり、多額の投資コストをかけたものの販路拡大が行えずに事業として失敗する場合もあった。基本的には、食材の安定量・安定価格仕入れを目指す食品関連産業以外ではむずかしいといえる。例えば、居酒屋チェーンのコロワイドでは神奈川に2億円を投じて植物工場を設立し、野菜の生産を始めているが、自社での消費を前提としている。

　このように他産業の農業参入数が増加している一方で、従来からあるのが契約栽培という形である。契約栽培には、食品関連産業における食材の安定仕入れという側面と、企業の価値や理念に基づいた部分から行っている2通りがある。例えば、小売業で有機農産物の販売などを手がける大地を守る会では40年近く前から契約農家の農産物を販売するビジネスを展開しており、その生産者数は2,500人にものぼる。もともと、農家と消費者の提携をしていくことが農業界にとって必要と考え、その理念がビジネスとして広がっている企業である。また、サッポロビールは原材料確保の方法として100％協働契約栽培をうたい、麦芽（大麦）とホップはすべて生産者がわかる形で原料確保をしている。露地栽培品目のため、天候リスクなどにより品質や量が不安定になる懸念もあるなかで100％という数字を達成しており、国内にとどまらず、世界10か国2,400人の生産者がいる。北海道の十勝平野にある士幌町の士幌農協では、地域に馬鈴薯コンビナートを建設し、国内のじゃがいもを使う大手製菓メーカーやコロッケなどの惣菜企業などを誘致し、生産地から

加工場までを0距離にすることで、物流コストを削減し、企業側にとっても安定かつ迅速な原料確保ができる体制を構築しているという事例もある。

　こうした契約栽培を事業の成長へとつなげることができた企業の一つが、長崎ちゃんぽんを提供するリンガーハットである。同社は2008年にちゃんぽんで使用する野菜はもちろん麺・餃子の小麦粉も100％国産化することを決め、2009年10月には全店で野菜を100％国産化、2013年までには麺・餃子の小麦粉も100％国産化にした。この取り組みの背景としては、2009年当時リンガーハットは上場以来の赤字に転落したことから創業社長が経営の第一線に復帰し、「おいしいちゃんぽんを」との創業時の想いを取り戻すべく掲げたのがこの原料の国産化だった。当然仕入れ価格が上がるため、お店での価格も値上げしての背水の陣だったが、国産化をした年から2015年まで6年連続増収を続けている。その国産野菜を提供するのは全国各地の契約農家である。キャベツだけでも全国37農家・農協と契約栽培を行っている。農家側からしても安定出荷先の確保ができている状況となる。このほかにも契約栽培は農家側にとってもメリットがある。一つは、安定価格での出荷である。第2章でも述べたように、一般的な農産物の価格決定と違い、企業と価格を決定していくことで、売り上げの見込みを立てやすくすることができる。ただし、企業側が求める品質・規格などを達成することができなければ買い取りはされないため、生産に対する姿勢はそれまで以上に必要となってくる。価格が決まる反面、市場とは違いどんな商品でも供給できるわけではないということである。

　漁業では、外食チェーンのAPカンパニーが漁師直送モデルを構築し、鮮度のよい魚介類を直接店舗へ供給するしくみを構築している。そのしくみとは羽田空港近くに自社の流通拠点を構築し、そこへ全国の漁師から直送で届けられた魚を、そこから店舗へ配送するものである。このしくみで、宮崎県の離島で水揚げされた魚をその日のうちに都内の店舗へ流通できるまでになっている。通常、離島は本土の港に比べて1日流通時間がかかるために鮮度が落ち、価格が安くなってしまうため、漁師にとっても助かるしくみである。現在は全国13か所の漁師や地域と直結して新鮮な魚の流通を行っている。

　企業ではこうした2つの方法を中心として食材仕入れの安定化を行っているが、消費者一人ひとりで考えたときに、自分たちの食を安定して確保するということに対して何ができるだろうか。普段の生活では食材を購入できるかという不安や、飲食店のメニューが消えていくということは起こらないと思うが、東日本大震災のとき、個人にとっての仕入れリスクとは、価格や量とは別に、流通という機能面にもあることを実感した。筆者は都内にオフィスがあるが、震災後数日はコンビニエンスストア、スーパーマーケット、デパートなどで次々と生鮮食料品が姿を消した。一方で、甲信越や東海などの震災の影響が少なかった地域の農家からは、「農産物はいくらでもあるから送ろうか？」という連絡を多くもらった。このとき顕在化したのが、生産ができないことだけがリスクなのではなく、流通の機能不全によって食材を消費地まで届けることができないというリスクもあったとい

うことである。市場流通が6割を占めているなかでは、市場に向けて地方から食材がトラックに積まれて送られてくる。つまり、市場までのルートは、どこ向けの商品であろうと基本的に同じなので、そこまでのルートが分断されてしまっては産地側にどれだけ農産物があっても関係がないのである。こうした流通の分断によって届かない場合も想定したとして、普段からどうやってリスクを意識しておけばよいのだろうか？　方法としては、農家とのつながりを構築しておくことだと思う。筆者はこれをマイファーマーと呼んでいるが、かかりつけの医者ならぬかかりつけの農家である。農家とのつながりがあり流通は分断されていなければ、日数はかかるにしても直接購入でき、食材の仕入れが可能になるかもしれない。ただし、普段購入していなければ、注文が増えたときには常連客を優先することが多いため、新規の人の購入はむずかしいかもしれない。また、近年では都内のマルシェや全国各地の直売所、道の駅も増えてきているので、車などの移動手段があるのならば近隣の直売所に購入に行くという調達の仕方もある。東日本大震災のときも、毎週土曜日開催のヒルズマルシェでは3月11日の翌日、12日は開催を中止したが、翌週19日には再開し、関東近郊の農家も農産物を普段どおり販売しに来ていた。このときも常連客と農家とで安否確認や情報交換などもされており、まさにマイファーマーのようなコミュニケーションがとられていた。普段の買い物はスーパーマーケットなどが便利だと思うが、リスク管理はもちろん、農家とのつながりによる「食」の楽しみ方の幅が広がるので、農家から直接購入するという買い物の仕方もぜひ試してみてほしい。

まとめ

　第2部では温暖化や価格形成、安定調達についての話をしてきたが、これから起こりうる予測不能の最大要因といえば、環太平洋経済連携協定（TPP）である。グローバル化が進み世界中の食材や料理を気軽に購入・食べることができるようになってきているが、TPPの誕生はそれを加速させていくものである。その理由は、TPPによって世界最大規模の自由貿易協定圏が誕生するからである。つまり、これまで輸出入の際には自国の経済打撃と経済利益を考えながら食料品はもちろん工業製品などさまざまな品目に関税率を設けて国内産業の保護をしていたが、近年2国間での自由貿易協定（FTA）などが進み、関税撤廃や税率削減などが行われ、今回は大規模かつ複数国間での関税撤廃が行われる。「食」に関していえば、外国産の農産物などが今まで以上に安く日本で流通する可能性があり、消費者としては安く買える、食べられるという利点があるかもしれないし、輸出面においても世界でも人気の品質を誇る日本産農産物が関税分安価に供給できるようになり、海外展開によって経済成長ができるという期待もある。一方で国内農業への打撃は免れない状況である。現時点では政府はTPP関連で農業に多額の補助金をつけると約束はして

いるが、一時的な農業界の混乱は避けられず、廃業する農家の数は増えていくと思われる。農家が減る＝悪いという図式ではないのが、食材の安定仕入れが今まで以上に世界規模で行わなければいけなくなった際、海外も含め複数国家で同時に驚異的な自然災害に曝された場合、輸入依存が今より増えれば、食材の調達がむずかしくなる可能性はある。豊かな自然、豊富な水、よい土がある日本で農業も漁業もしっかりと事業としての基盤を確立し、自立した経営ができるようにしていなければいけない。また、消費者にも食の楽しみ方をより多様化して広げてもらうことで、こうした農家や漁師の応援にもつながっていくと思う。

わきさか・まさと◎株式会社 Agri Innovation Design 代表取締役。農業プロデューサー。1983 年生まれ。小学生のなりたい職業1位を農家にするという目標を掲げ、都市と農村の両面で農業の「仕組みづくり」「場づくり」「人づくり」のプロデュースを行う。実家が農家の子どもたちを農家にすべく NPO 法人農家のこせがれネットワークの立ち上げや、都内でのヒルズマルシェを中心に年100日近くマルシェを展開し食と農の魅力を伝えている。また、農業者向けの経営セミナーや社会人向けの農業セミナーなども行う。2004 年、野菜ソムリエの店 Ef 設立に参画。05 年、野菜ソムリエの店 Ef：3 号店（武蔵小山店）店長就任。06 年、東京農業大学卒業。株式会社 NOPPO 設立、代表取締役就任（12 年売却）。09 年、NPO 法人農家のこせがれネットワーク設立、理事 COO 就任。11 年、株式会社 Agri Innovation Design 設立、代表取締役就任。13 年、アメリカのプログラム IVLP（International Visitor Leadership Program）メンバーに選出される。14 年、株式会社 DKdo 設立、取締役／黒幕。

第3部
震災時の衛生管理

中村 明子 特定非営利活動法人 栄養衛生相談室 理事長

はじめに
第1章 健康危機管理の定義と平常時の対応
第2章 災害時に生じる食の課題
第3章 災害時の支援
第4章 災害時の専門職としての役割
第5章 発災後の避難所における問題
第6章 被災地における衛生管理
第7章 災害時に大切な飲料水
第8章 地域コーディネーターに求められるもの
第9章 地震列島における危機管理

金田 雅代 女子栄養大学 名誉教授

第10章 非常時における学校給食の役割

長島 美保子 公益社団法人全国学校栄養士協議会 会長

第11章 災害時学校給食用非常食の開発と防災教育の取り組み
〜ライフラインが途絶えた中で救援物資が届くまでの「いのちをつなぐ」非常食〜

第3部 震災時の衛生管理

はじめに

中村 明子

　日本は地震大国と呼ばれるほど地震の多い国である。1990年後半〜2011年前半までに3回の大震災が発生した。1995（平成7）年1月17日の阪神・淡路大震災では死者は6,437人を数え、2004（平成16）年10月24日の新潟県中越地震では死者は68人、2011（平成23）年3月11日の東日本大震災では死者1万5,863人、行方不明2,949人を数えた。

　震災が発生した場合、震災による直接の被害だけでなく、震災に関連する震災関連死や健康被害が発生する。これらの被害を防ぐこと、すなわち健康に対する危機管理が重要である。

第3部 震災時の衛生管理

第1章 健康危機管理の定義と平常時の対応

中村 明子

1 健康危機管理基本方針

　2001（平成13）年に厚生労働省は健康危機管理基本方針を策定した。その定義は、「医薬品、食中毒、感染症、飲料水その他、何らかの原因により生じる国民の生命、健康の安全を脅かす事態に対して行われる健康被害の発生予防、拡大防止、治療等に関する業務をいう。」であり、われわれの生活全般に対して幅広くカバーされている。

　健康危機管理は、異常事態発生時に対応するのはもちろんであるが、平常時での対応が大切である。平常時における健康危機管理の対応は次の3点に集約される。

1) 情報収集・分析：サーベイランス、モニタリング、定期報告
2) 非常時に備えた体制整備：マニュアル、情報システム、訓練、備品、ネットワーク会議、行動計画
3) 予防教育・監督・指導

第3部 震災時の衛生管理

第2章 災害時に生じる食の課題

中村 明子

災害時には時間経過とともにさまざまな課題が生じる。時間経過はフェイズによって0～3の4段階に分けられる。
・フェイズ0は初動体制の確立期で、発災後24時間以内をさす。
・フェイズ1は緊急対策期で、発災後72時間以内をさす。
・フェイズ2は応急対策期で、おおむね4日目～2週間までをさす。
・フェイズ3は復旧・復興対策期で、2週間以降に相当する。

災害時における栄養・食糧問題は、発災後のフェイズによって異なる[2]。
・フェイズ0は、発災後24時間以内で、エネルギー源、水分の摂取に配慮しなければならない。
・フェイズ1は、発災後72時間以内で水分が重要である。脱水症、熱中症、血圧、身動きしないことから生じるエコノミー症候群などに注意が必要である。
・フェイズ2は、発災後4日～1か月の時期に相当する。この時期は野菜不足からビタミン不足になりがちである。食事内容が体調を決めるので注意が必要である。
・フェイズ3は、発災から1か月以降である。簡単な食事をとり続けたり、塩分過多になりがちになるので、その後の健康に影響する。

被災者にとって災害後、真っ先に確保しなければならないのは食である。しかし食の確保は被災者の立場によって異なる。災害によって生活の場を失った災害弱者は、避難所での生活を余儀なくされるので支援物資に頼らざるをえない。しかし被災直後の支援物資はカロリー確保が最優先であるから、支援が長期にわたる場合は特定の栄養素が不足することになる。災害時であっても生活に支援を必要とする乳幼児や高齢者、食事指導を受けている人は食事に特別な配慮が必要である。このような災害時要支援者にとっては、食事の入手困難が想定される。

財団法人 日本公衆衛生協会が2011（平成23）年3月に発行した「災害時の食生活支援における保健所管理栄養士の連携体制及び具体的支援に関する検討事業」報告書（平成

第3部　震災時の衛生管理

22（2010）年度地域健康保険総合推進事業）では被災地に対する支援が報告された。

第3部 震災時の衛生管理

第3章 災害時の支援

中村 明子

1 阪神・淡路大震災に対する支援報告（図1）

　1995（平成7）年1月17日、阪神・淡路地方で、M7.3震度7の震災が発生した。死者等は6,437人、負傷者4万3,792人に達し、全壊家屋は10万4,906棟、半壊家屋は14万4,274棟を数えた。避難者数は最大時31万6,678人、県内の直接被害総額は約9兆9,268億円もの膨大な規模の災害であった。

　この災害は1923（大正12）年の関東大震災以降では最も大きな規模であり、新たな挑

阪神淡路大震災
1995.1.17　5:46　M7.3　震度7

死者等　6,437人　　負傷者　43,792人
全壊　104,906棟　　半壊　144,274棟
避難者数（最大時）　316,678人
県内の直接被害額（総額）　約9兆9,268億円

対策の歴史がないなかでの挑戦

被災者の食支援体制整備	○市町村管理栄養士の活動支援 ○避難所の食事提供の改善 ○避難所生活者の栄養・食生活相談 ○長期化に伴い栄養健康教育の実施
栄養士チームによる巡回相談	○巡回相談手引きなどの作成 ○栄養・食支援栄養相談の実施 ○管理栄養士・栄養士の派遣要請 ○特殊食品の入手
給食施設指導	○できるだけ早期の平常給食実施 ○在庫食品の活用による給食提供 ○救援物資の投入による献立作成 ○給食従事者の確保

図1　被災地支援報告

第3部　震災時の衛生管理

戦が求められた。
1) 被災者の食支援体制を整備するために、市や町における管理栄養士の活動を支援し、避難所の食事提供を改善し、避難所生活者の栄養・食生活相談を行い、避難生活の長期化に伴う栄養健康教育を実施する。
2) 栄養士チームによる巡回相談のために、巡回相談手引きなどの作成、栄養・食支援の栄養相談の実施、相談に必要な管理栄養士・栄養士派遣の要請、特殊食品の入手などを行う。
3) 給食施設の指導に当たっては、平常の給食をできるだけ早期に実施するために、在庫食品を活用した給食の提供や救援物資の投入による献立の作成を指導し、給食を実施するための給食従事者の確保に努める。

2　新潟中越地震、新潟中越沖地震での問題(図2)

2004（平成16）年10月23日、新潟中越地方で、M7.3 震度7の地震が発生した。死者は68人、負傷者4,795人、全壊家屋は3,175棟、半壊家屋は1万3,810棟、避難者数は最大時10万3,178人であった。3年後に同一地方で発生した新潟中越沖地震は、M6.8 震度6強で死者15人、負傷者2,316人を数えた。全壊家屋は1,331棟、半壊家屋は5,710棟、

新潟中越地震 2004.10.23　17:56　M7.3　震度7	新潟中越沖地震 2007.7.16　10:13　M6.8　震度6強
死者　68人　　負傷者　4,795人 全壊　3,175棟　半壊　13,810棟 避難者数（最大時）　103,178人	死者　15人　　負傷者　2,316人 全壊　1,331棟　半壊　5,710棟 避難者数（最大時）　12,483人

普通の食事が食べられない住民がとても多い
- 避難所にはあらゆる地域住民が避難する
  乳児・幼児、アレルギー、退院直後、慢性疾患、咀嚼・嚥下困難等
- 便秘・風邪、ストレスによる食欲不振、血圧上昇、糖尿病や腎疾患の悪化、救援物資の食べ過ぎによる肥満者が急増するなど、栄養・食生活問題が発生
- 食事提供には専門性が初期段階から必要

他職種（保険部）との連携、情報の共有
栄養・食生活支援につながる情報
看護職の実施する「健康調査」と協働
避難所配置の派遣保健師との情報共有

関係団体との連携、事前協定
栄養士会連携による栄養指導班の設置
関係機関との事前協定
県庁・保健所、市町村の機能分担
具体的対策のマニュアル作成
（中越震災後のマニュアルが活躍）

図2　新潟中越地震、新潟中越沖地震での問題

避難者数は最大時1万2,483人であった。

　この地震では普通の食事が食べられない住民が多かったことが問題になった。避難所には乳児や幼児、アレルギーのある人、退院直後の人、慢性疾患のある人、咀嚼・嚥下困難の人が含まれているだけでなく、便秘や風邪、ストレスによる食欲不振を訴える人、血圧が上昇した人、糖尿病や腎疾患が悪化した人、救援物資の食べ過ぎによる肥満者の急増など、栄養・食生活の問題が多く生じた、と報告された。このことから明らかになったように、被災地においては、食事を提供するだけでは不十分で、発災の初期段階から専門性が必要であるとされた。そのために、栄養士会連携による栄養指導班の設置や、関係機関との事前協定も求められた。また、県庁・保健所、市町村の機能分担を図り、具体的対策のマニュアルを作成することも求められ、さらに、避難所に配置されている派遣保健師との情報の共有や、看護師の実施する「健康調査」と協働するなど、他職種との連携も必要とされた。

3 災害支援で大切な栄養・食生活支援対応(図3)

　2007（平成19）年に報告された厚生労働省地域保健総合推進事業「健康危機管理時の食生活支援及び公衆栄養活動における保健所管理栄養士業務検討」によると、わが国では、国民の3人に1人（32.5％）4,154万人は栄養・食形態のコントロールが必要だといわれている。保健所の健康危機管理計画のなかに食生活支援を含んで作成している保健所は、1995（平成17）年度の15.6％から、2010（平成22）年度は28.6％に拡大した。

　マニュアルに盛り込む内容についても進展がみられた（表1）。

　代表的な項目を挙げると、①食生活支援のための所内連携や地域ネットワーク体制の整備、②被災地の迅速な食生活状況の把握手法の確立、③避難所の生活物資や調理施設などの検討がなされている。

　中越地震後の調査で、「地震の備えとして用意しておいて役立ったもの」は、懐中電灯（23件）、水・飲み水（17件）、ラジオ（12件）、食料品（10件）、家具の転倒防止（7件）であった。一方、「地震の備えとして用意しておいたが役に立たなかったもの」で最も多かったのは、非常持ち出し袋7件であった。役に立たなかった理由は非常の際に取り出せなかったためという。次いで、乾パン、インスタントラーメンなどの食料品が6件、懐中電灯の5件が挙げられている。懐中電灯は役に立ったもののトップでもあり、役に立たなかったものの上位にも挙げられている。役に立たなかった理由は、見つからなかった、あるいは電池が切れていたためで、これら備品の日常の管理に問題のあることが明らかである。その他、ラジオの電池切れや、準備していたのに置いた場所を忘れて役に立たなかった携帯トイレなどもあった。

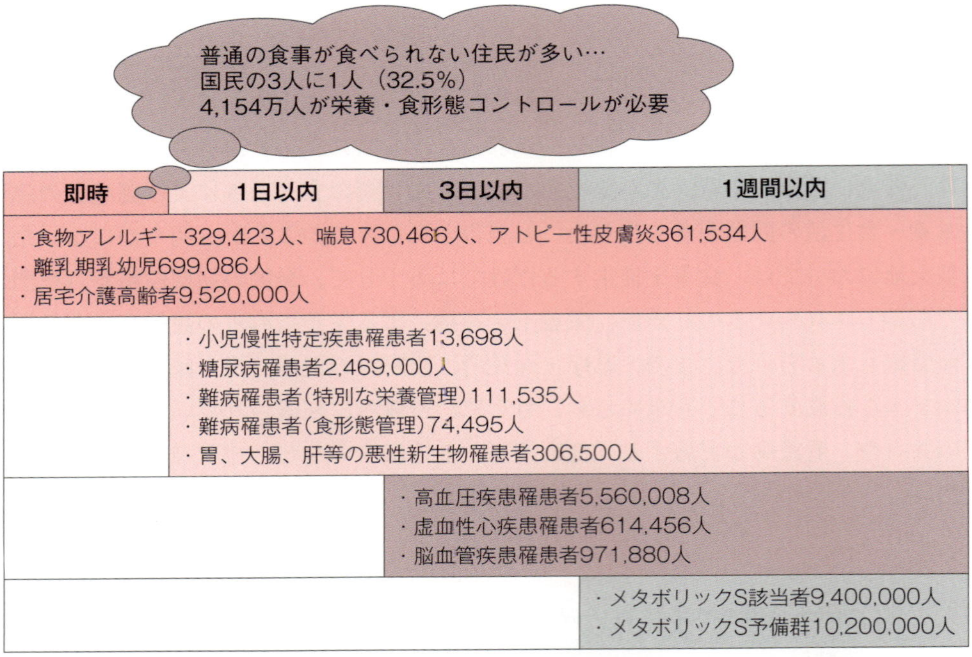

第3部　震災時の衛生管理

```
                    普通の食事が食べられない住民が多い…
                    国民の3人に1人（32.5％）
                    4,154万人が栄養・食形態コントロールが必要
```

| 即時 | 1日以内 | 3日以内 | 1週間以内 |

・食物アレルギー 329,423人、喘息730,466人、アトピー性皮膚炎361,534人
・離乳期乳幼児699,086人
・居宅介護高齢者9,520,000人

・小児慢性特定疾患罹患者13,698人
・糖尿病罹患者2,469,000人
・難病罹患者（特別な栄養管理）111,535人
・難病罹患者（食形態管理）74,495人
・胃、大腸、肝等の悪性新生物罹患者306,500人

・高血圧疾患罹患者5,560,008人
・虚血性心疾患罹患者614,456人
・脳血管疾患罹患者971,880人

・メタボリックS該当者9,400,000人
・メタボリックS予備群10,200,000人

図3　災害支援のなかでわかったこと　栄養・食生活支援対応の緊急性

（厚生労働省地域保健総合推進事業「健康危機管理時の食生活支援及び公衆栄養活動における保健所管理栄養士業務検討」2007報告書より）

表1　災害時のマニュアル

マニュアルに盛り込むべき項目	17年度	22年度	比較
①食生活支援のための所内連携や地域ネットワーク体制整備	44.8%	65.4%	+20.6
②被災地の迅速な食生活状況の把握手法	46.9%	59.0%	+12.1
③避難所の生活物資、調理施設等の検討	34.1%	55.1%	+21.0
④栄養管理が必要な要支援者等の把握	58.8%	60.3%	+1.5
⑤特定給食施設に対する災害防災対策	66.5%	56.4%	△10.1
⑥栄養指導班の設置	48.4%	50.6%	+2.2
⑦協力可能な関係団体・食生活改善ボランティア等の確保	62.3%	46.2%	△16.1

保健所健康危機管理計画のなかに食生活支援を含んで作成している保健所が17年度15.6％から、22年度は28.6％に拡大した。また、マニュアルに盛り込む内容が17年度に比べ変化した。

（出典：松井克浩「被災生活における食の問題―中越地震被災生活のアンケート」新潟大学地域連携フードサイエンス・センター編，光琳，2006．より）

4 東日本大震災から学ぶ[3]

　2011（平成23）年3月11日、東日本大震災が発生した。死者は1万5,863人、行方不明2,949人であった。

　東日本大震災の翌年、宮城県の学校給食関係者による記録が出された。記録は「東日本大震災 栄養教諭・学校栄養職員の記録〜宮城の学校給食現場から〜」である。この記録によると、宮城県の学校給食施設の被災状況は、全壊3.0%、大規模半壊（使用不能）4.5%、半壊（修理をし使用可）30.6%、一部損壊（修理なしで使用可）35.1%で、県内施設の4分の3に被害があったことが報告された（図4）。また、学校給食関係者281人（98.3%）、その他5人（1.7%）のアンケート調査も実施され、被災時の問題点が明らかにされた。

1) 勤務地の被害状況：38.1%の給食施設が使用できない状態であった。ライフラインは電気、水道の順に復旧割合が高く、熱源は種類で大きな差があった。
2) 震災時の勤務状況：震災直後、勤務地では点検や片付け、避難所では支援物資の仕分けや配布が主な仕事であった。
3) 避難所の対応：勤務地の45.3%が避難所になり、長期間開設することになった。学

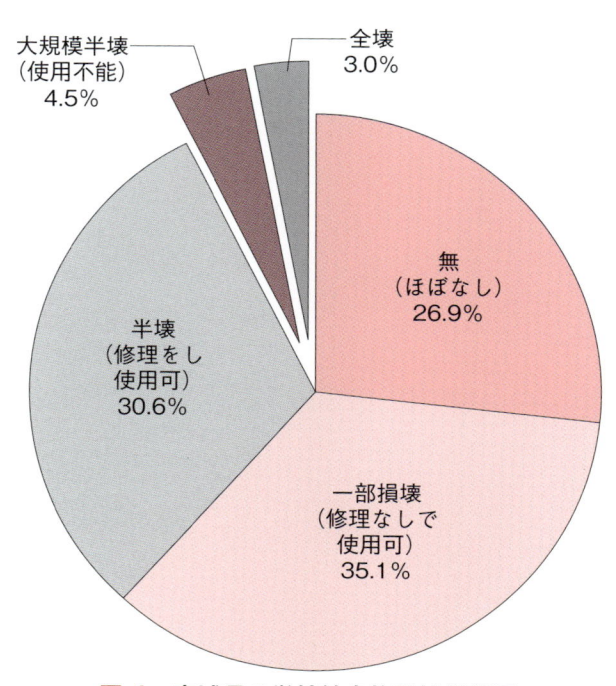

図4　宮城県の学校給食施設被災状況

校の給食施設の 22.4％が炊き出しに用いられ、給食施設は第二の災害備蓄庫としての役割を担うことになった。
4) 災害対応への意識調査によると、被災直後の主な活動は炊き出し指導であり、そのための学校給食関係の災害マニュアルが必要であることが指摘された。

　震災約1か月後に、簡易給食による給食が再開されたが、給食再開に際しては食材確保のために、納入業者の被害の把握も必要であった。

第3部 震災時の衛生管理

第4章 災害時の専門職としての役割

中村 明子

　被災時の学校給食栄養士は、まず調理場の被災状況や職員の安否などの確認をしなければならない。次いで炊き出しに向けての準備を行う。準備に際しては、使用施設や学校、関係団体との連絡体制を確認し、安全・衛生管理などについて調理員の役割分担を決めなければならない[4]。

　炊き出しについては、使用食材の準備と納入、献立、調理、避難所への配送などについて、整然と進めることが求められる。また、給食開始に向けての準備では、調理場の整備や、学校や市町村教育委員会との連携を図り、開始時期や給食内容の検討が必要となる。検討の内容には献立や衛生管理についての注意も含まれることになる。教職員との連携や納入業者への対応も忘れてはならない。

　炊き出しへの人的支援も必要である。2010（平成22）年度の市町村栄養士の配置率は83％、市町村栄養士数は3,323人である。市町村数は1,727であるから、1市町村当たりの栄養士の数は1.9人である。避難所の食数は多数なので、市町村栄養士がすべてを担当することは無理である。したがって、災害時の栄養・食生活支援で最も多かったのが「炊き出し」であった理由が理解できる。

　行政にかかわっている栄養士は、避難所の食に関するニーズを把握するために、食生活状況調査票や栄養相談記録票などを日頃から準備しておく必要があるし、既存の資料を有効に利用し、参考にするべきであろう。

　非常時の際に栄養教諭がなすべきことは、
1）食品の選別・管理・保管
2）調理（炊き出し）の計画・準備・実施
3）施設設備に関すること
4）安全・衛生管理
5）行政・教職員・地域の方々との調整・協働

の5項目に集約される。これらは、通常の業務でも行われていることなので、実行は容易であるはずである。

第3部 震災時の衛生管理

第5章 発災後の避難所における問題

中村 明子

1 避難所などへの支援は地域の学校に依存(図5)

　発災後、避難所へさまざまな支援がなされたが、そのなかでも最も多くの支援をしたのは学校給食施設であった。支援物資ではビニール、ラップ、手袋などの消耗品、次いでアルコール、次亜塩素などの消毒薬、さらに調理器具や食材など多岐にわたる支援が記録されている。支援のなかには炊き出しなどを担ったところも多く、給食施設以外でも家庭科室の調理器具を提供したり、ガスボンベなどの熱源の提供を行うなど、災害の際の学校の役割が改めて見直されたのである。

　避難所への支援のなかで炊き出しができなかった施設もあったが、その理由もさまざまであった。最も多かったのは、ライフラインが復旧しなかったため施設が使えなかったというものであった。炊き出しをする食材がなかったためや、衛生面が心配で施設を使用しなかったことを理由に挙げたところもあった。

　学校給食用の衛生関係消耗品で役立ったものは、アルミホイル、ラップ、使い捨て手袋、ポリ袋、ペーパータオル、手指の消毒用アルコールなどであった。一方、学校の備蓄としてあればよかったものとしては、紙皿、紙コップ、使い捨てのお椀、割りばし、ウェットティッシュなどがリストアップされている。これらの消耗品はいずれも身近な消耗品であり、備蓄していても邪魔になるものではない。日常の生活のなかでいつ起こってもおかしくない震災に対する安心のために、備蓄しておきたいものである。

2 避難所における衛生管理

1)飲料水の衛生管理
　災害の際に衛生管理面で問題になるのは、災害による水不足の問題である。ライフラインのなかでも断水が起こり生活用水が使えない、または不足する場合には、特に衛生管理

第3部　震災時の衛生管理

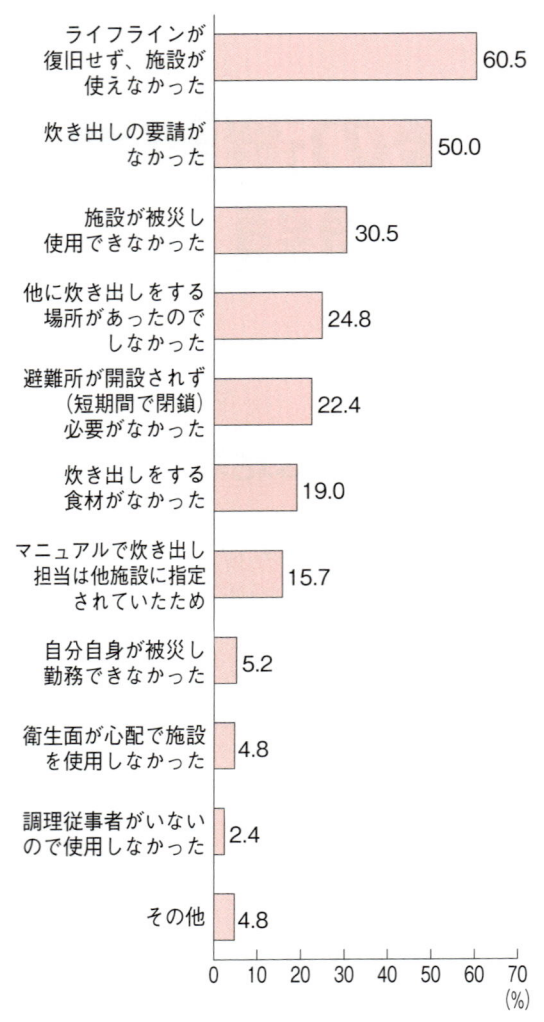

理由	%
ライフラインが復旧せず、施設が使えなかった	60.5
炊き出しの要請がなかった	50.0
施設が被災し使用できなかった	30.5
他に炊き出しをする場所があったのでしなかった	24.8
避難所が開設されず（短期間で閉鎖）必要がなかった	22.4
炊き出しをする食材がなかった	19.0
マニュアルで炊き出し担当は他施設に指定されていたため	15.7
自分自身が被災し勤務できなかった	5.2
衛生面が心配で施設を使用しなかった	4.8
調理従事者がいないので使用しなかった	2.4
その他	4.8

図5　炊き出しをしなかった理由

に細心の注意と工夫が必要である。

　東日本大震災では、水が使えず手も洗えないなかでの食事提供には、使い捨て手袋やアルコールなど給食室の消耗品が役に立ったといわれた。

　おにぎりは、お椀にラップを敷いてご飯を盛り付け握るとよい。またおにぎりを作る際はマスクや使い捨て手袋をして、手指をアルコール消毒し、おにぎりは作り置きをしないようにする。

　水不足の際の野菜の洗浄では、流水の下で十分に洗浄するのはほぼ不可能である。シンクのそばに給水車を止めてもらい、材料ごとに水を替え、水を汚さないように野菜の順番を決め、慎重に洗うことで使用水を節約することがある程度可能である。しかし、災害後は、たとえ洗浄をしても常時に比べて洗浄の不足は否めないので、調理では十分な加熱を

心がけるようにしなければならない。加熱を十分に行うためには、中心温度計で確認・記録をとるようにすることも大切である。飲料水が不足した避難所で、やむをえずプールの水をろ過して使用した所もあったが、この場合は水質の検査をしなければならない。

2）炊き出しの際の衛生管理

炊き出しの際には、手洗いの指導および調理の際の衛生管理を守ることがきわめて大切である。そのためには、衛生管理を習熟した学校栄養職員および学校給食調理員が対応しなければならない。東日本大震災では「炊き出し手洗いマニュアル」（宮城県行政栄養士会作成）を基に指導を行った。

このマニュアルでは、流水での手洗いが不可能な場合の手指の洗浄・消毒について具体的に指導を行っているが、簡便でかつポイントが抑えられている。

　　液体せっけん液でもみ洗いする→調理員はひしゃくで水をかける→ペーパータオルで拭う→アルコールで消毒する

避難所での衛生管理は、最初のルール作りが大切である。また、内容についてはわかりやすいこと。お互いに十分に伝え合うことが大切である。

3　集団感染を防ぐために

仙台市では発災前に市内でノロウイルスの発生があった。そのため避難所となっていた体育館での集団感染が心配された。学校では、学校給食に対応するために購入していた消毒アルコールをトイレ後に使用すること、また、炊き出しのために調理や配食に携わる地域の人々に対しては、アルコールや使い捨て手袋の使用について指導を行った。さらに、食を扱うための衛生について理解と協力を依頼した。その結果、衛生管理が守られ、食中毒などの感染予防が徹底し、感染者を出すこともなく予防できた。仙台市は今回の教訓に基づいて、消毒薬、使い捨て手袋、ビニール袋などの常備を決めている。

東日本大震災発災後、福島県南相馬市教育委員会では4月22日〜7月22日まで計61回にわたって炊き出し給食を実施したが、食中毒の発生はゼロであった。過酷な条件のなかでの給食提供には細心の注意が払われたと思われるが、食中毒シーズンの夏場でありながら3か月もの間食中毒などの事故もなく給食が提供できた。この理由について教育委員会は、「どんな状況にあっても、調理員が学校給食の衛生管理に基づいて作業をしたこと。栄養教諭・学校栄養職員が全員でいつも給食管理を行っていた結果であること。また、保健所からの助言も受けながら運営した結果である」と述べている。災害などの異常時であっても、学校給食衛生管理においては、基本を忠実に守ることが健康を守るうえで大切であることを改めて教えられたのである。

4 避難所で確認すべきこと

1) 避難所の状況について
1) 水道、ガス、電気などのライフラインおよび燃料についての確認
2) 専門職や協力者の連絡先や連絡方法の確認
   医師・保健師・看護師等の医療スタッフなど専門職の人だけでなく健康運動指導士、大量調理の経験者などの協力者についても、連絡先、連絡方法の確認をしておく。
3) 炊き出しのための鍋・包丁等の調理器具や食器等の入手と確認
4) 支援物資の種類（水、飲み物、弁当、食材等）と量の確認

2) 避難住民の状況について
1) 人数、年齢層
2) 特別な配慮の必要な人については、特に食支援の際の個人情報が必要になるので専門職の協力が重要である。

（特別な配慮の必要な人とは、乳幼児、妊婦、授乳婦、高齢者などで嚥下困難な人、慢性疾患患者等で食事制限が必要な人などのことをさす）

（出典：日本栄養士会「栄養・食生活リーフレット」より）

第3部 震災時の衛生管理

第6章 被災地における衛生管理

中村 明子

1) 全体的な問題として指摘されているのは、まず被災地全体の衛生状態は悪く洗浄・殺菌の資材が不足していることである。次に問題になるのは人である。炊き出しにかり出されるスタッフには大量調理の経験のない人、つまり調理のプロが居ないことである。そのうえ、食事を提供される被災者の多くは抵抗力が低下傾向にある。以上のことから被災地では食中毒が発生しやすい状況にあるといえる。したがって、喫食者、食事担当スタッフ、調理者それぞれが、飲料水をはじめ、調理器材や食材に対する衛生状況について注意をはらう必要がある。

2) 喫食者は、状況に合わせて衛生に注意する必要がある。生活用水が十分にある場合、あるいは手指用の消毒剤がある場合は、食事の前に手洗い・消毒を行うことが可能なのでしっかり指導する必要がある。喫食の際は、食べ物に直接触れることなく、袋や包装物を持って食べることや、支給された食べ物は、できるだけ早めに食べること、さらに、食べ残しなどは個人で持ち帰ることのないよう、食事担当スタッフに返すことも徹底する必要がある。

3) 食事担当スタッフが注意すべきことは、被災者などに支給する食品の消費期限を必ず確認することである。また、食品は先に届いたものから支給すること、つまり「先入れ先出し」を守ることも大切である。さらに、下痢や吐き気のある人は食品取り扱いの担当から外すことなども通常の給食業務での注意事項と同様である。

4) 調理担当スタッフが注意すべきことは、食材の消費期限を確認すること、腸管出血性大腸菌やサルモネラ、腸炎ビブリオなどによる細菌性食中毒の予防には、中心温度で75℃、1分以上の加熱が必要であること、ノロウイルスの予防には、二枚貝などの調理の際、85〜90℃、90秒間以上の加熱が必要であること、おにぎりを作るときは、素手でにぎらず、ラップや使い捨て手袋を使用することなどである。

第3部 震災時の衛生管理

第7章 災害時に大切な飲料水

中村 明子

　人が生命維持のために必要な水の量は、成人で1日当たり2〜2.5Lといわれている。これは飲料水としての量で、そのほかに調理用水が加わることになる。また、生活用水として手洗い、洗顔、食器洗浄、洗濯、入浴、水洗トイレでの水など、膨大な量の水を使いながら生きているのである。したがって、災害の被災者にとっての「水」の問題は最重要課題の一つということができる。

1 飲料水などの衛生と確保

1）飲料水備蓄の目安

　1人1日3L×3日分＝9Lを備蓄しておく必要がある。

　人が生命維持のために必要な水の量は「成人で1日当たり2〜2.5L」とされているので、ここから算出した量である。また、飲料水のほかにも、調理のために使う水についても備蓄を考慮しておくべきである。

2）生活用水

　生活の維持のためには飲用のほかにも多くの水が必要である。手洗い、洗顔、食器洗浄、洗濯、入浴、トイレなどの水にも衛生の配慮が必要である。

2 飲料水保管にあたっての注意点

　飲料水を保管する際には、容器をよく洗ってから使用することが大切である。保管しておく水道水は、容器の口までいっぱいに入れてすぐに蓋を閉めること、保管は冷暗所で保存し、日光の当たる、あるいは温度の高い保管場所を避けなければならない。これは、水の中に生き残っている微生物の増殖を防ぐためであるから、保管の期間も決めておく必要

がある。

　水道水の場合の保存期間は20Lで約1週間が目安である。また、水道水中の残留塩素の消毒効果を考えると、3日に1度の交換が望ましい。

食品取り扱い現場における災害復旧マニュアル

　食品取り扱い現場では営業再開に向けた初期化が必要である。発災直後の現場では、水害時の下水やし尿の氾濫、あるいは腐敗物の漂着や散乱など、過酷な状況がある。

　この際は、上水道の断水や井戸水の汚染が考えられるのでまずその対策に当たらねばならない。糞尿、井戸水、手指を介した腸管系疾患発生のおそれがあり、その予防のために浸水を受けた作業場の全体の汚れをまず流水で洗い流しておく必要がある。

　作業場などの被害状況の確認を行うとともに、浸水を受けたマスク、衛生手袋などの衛生備品はすべて廃棄しなければならない。また、洗浄や乾燥が難しい木製什器などは廃棄することも大切である。

　食品製造の再開は、環境の十分な清浄化の後になされることが重要である。

1. 浸水被害がひどく、設備備品を作業場外に出す必要がある場合の手順
1) 調理器具類、冷蔵庫、作業台などを作業場外に搬出する。
2) 作業場内の壁面・床面などを洗浄消毒後、扉や窓を開けて乾燥させる。洗浄を行う際は、位置が高い場所から行う。
3) 搬出した備品類の洗浄は、作業場内の汚染をできるだけ少なくするために、作業場の外で行うこと。
4) 3）で洗浄した備品類を作業場内に搬入し、
5) 最後にアルコールによる備品類の消毒を行う。

2. 断水時の食品の取り扱いについて
1) 手指を清潔に保つために手洗い用の水を確保する。水の確保はペットボトルを利用するとよい。
2) 手指の消毒はアルコールを含ませた布やアルコール製剤を用いて行う。
　アルコール含浸布は、密閉容器に清潔な布巾を必要枚数入れ、布巾が浸かるまでアルコールを注ぎ、アルコールが蒸発しないようにしっかり蓋をする。また、一度使用した布巾は容器に戻してはならない。
3) 食器の洗浄ができない場合は、食器にアルミホイルやラップを敷いて対応することを勧める。

第3部　震災時の衛生管理

第8章 地域コーディネーターに求められるもの

中村　明子

　保健所だけ、あるいは市町村だけでできる地域保健活動は何もないといっても過言ではない。また、保健所の管理栄養士だけで政策を立案・実現化することもできない。施策化には多くの職種や他分野に所属している人々のチームワークや協働が不可欠である。地域を知ることは、暮らしや社会資源、管内の市町村の事情を知ることである。栄養のことだけ知っていればよいのではない。幅広い視野と予測する力が求められているのである。

　東日本大震災の際に、日本栄養士会の中村丁次会長が次のようなメッセージを出された。
「栄養士、管理栄養士は、どのような状況においても適正な栄養管理、栄養指導、さらに栄養教育をすることは私たちの使命であり、通常の食事が困難になればなるほど専門職としての援助が必要になる。

　人は苦しみ、悩む人がいれば自然に寄り添い、手を差し伸べる感性をもっている。栄養士、管理栄養士はその苦しみや悩みを解決できる知識と技術をもっている。

　皆さん、是非、栄養士、管理栄養士にご相談ください。そして一人でも多くの会員が、その手を差し伸べられることを強く望んでいます」

（日本栄養士会の宣言）

　手を差し伸べる使命と知識、さらに技術をもっている。という専門家からのメッセージは、被災に苦しむ人々にとって希望の灯になるに違いない。

第3部　震災時の衛生管理

第9章　地震列島における危機管理

中村 明子

　2012（平成24）年6月29日、内閣府の中央防災会議は「南海トラフ巨大地震の被害想定」を出した。南海トラフ巨大地震とは東海、東南海、南海地震が同時発生するマグニチュード（M）9級の地震のことで、「発生確率はきわめて低く、対策をとれば被害を減らせる」ので冷静に受け止めるよう強調している。しかし、関東～九州の太平洋側が最大34mの

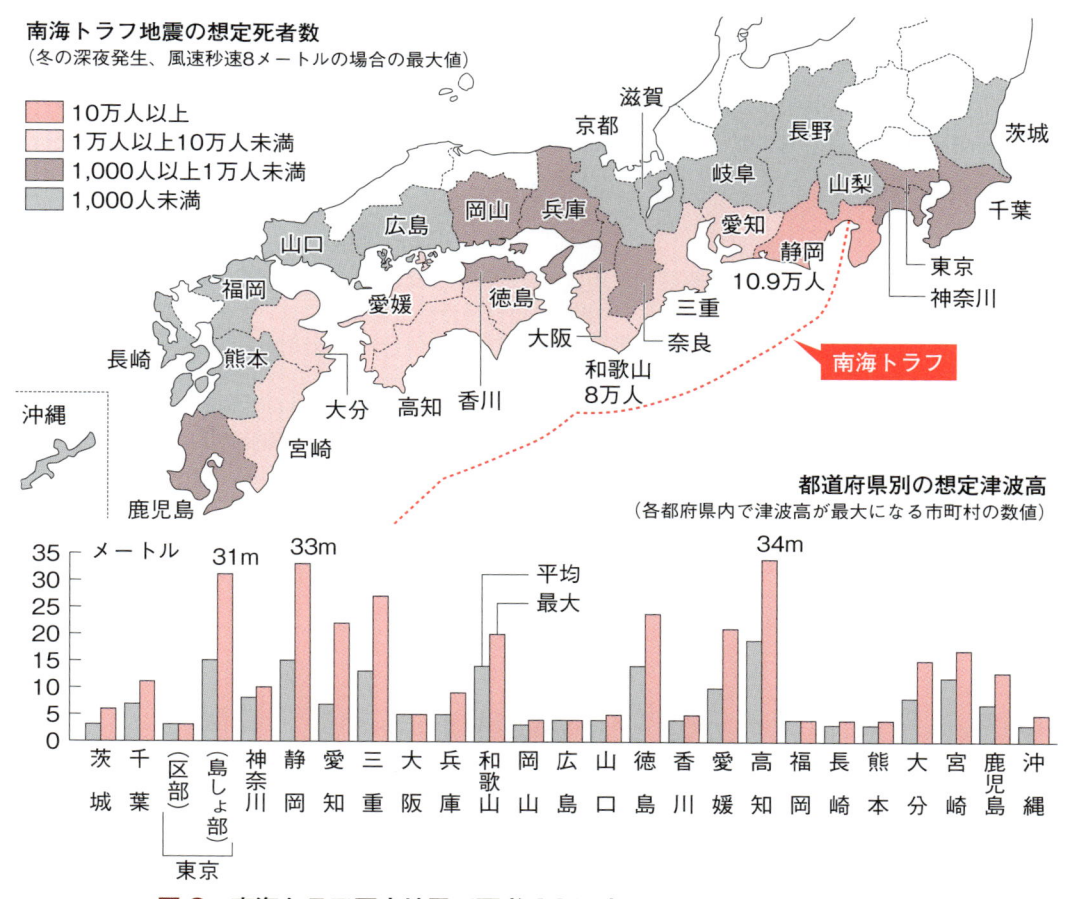

図6　南海トラフ巨大地震で死者32万人（中央防災会議、2012年8月29日）

津波と震度7の激しい揺れに見舞われたと仮定すると、死者は32万3,000人、倒壊・焼失建物は238万6,000棟、1,015平方キロ（km^2）が浸水被害にあうという膨大な被害が想定されている（図6）。

日本列島は火山帯の上に存在しているともいわれている。2016（平成28）年4月には、熊本県熊本阿蘇地方を震源とするマグニチュード5.8の地震が発生し、熊本県では震度6強の揺れが観測され、その後余震は3か月以上も続いた。生活全般にわたる危機管理が重要である。

参考文献

1) 災害時の食生活支援における保健所管理栄養士の連携体制及び具体的支援に関する検討事業」報告書．日本公衆衛生協会，平成23年．
2) 日本栄養・食糧学会監修，板倉弘重，渡邊 昌，近藤和雄責任編集：災害時の栄養・食糧問題．建帛社，2011，p.60．
3) 宮城県連合小・中学校教育研究会，学校給食研究部会，栄養教諭・学校栄養職員部会，全国学校栄養士協議会宮城県支部：東日本大震災　栄養教諭・学校栄養職員の記録～宮城の学校給食現場から～．平成24年版食育白書．
4) 須藤紀子，澤口眞規子，吉池信男：災害時の栄養・食生活支援に関する協定についての全国調査．日本公衆衛生雑誌 57(8)：633-40，2010．

なかむら・あきこ◎厚生省国立予防衛生研究所（現国立感染症研究所）において1996年の退官まで、感染症（特に食中毒）の研究に従事。厚生労働省の「O157感染症対策マニュアル」「大量調理施設衛生管理マニュアル」の作成などにかかわる。96年以降、文部科学省の「学校給食における衛生管理の改善に関する調査研究協力者会議委員」として「学校給食衛生管理基準」をはじめ「衛生管理の各種マニュアル」の作成に当たる。厚生労働省退官後は共立薬科大学法人理事および感染症担当特任教授、慶應義塾大学薬学部客員教授を経て、現在は、東京医科大学兼任教授、東京大学医学部講師、特定非営利活動法人栄養衛生相談室理事長を務める。医学博士。主な著書に『ノロウイルス現場対策－その感染症と食中毒』などがある。

第3部 震災時の衛生管理

第10章 非常時における学校給食の役割

金田 雅代

1 はじめに

　2011（平成23）年3月11日東日本大震災が発生した翌年（公社）全国学校栄養士協議会宮城県支部が、『栄養教諭・学校栄養職員の記録：東日本大震災：宮城の学校給食現場から』を出版している。
　記録によると
・38.1%の給食施設が使用できなくなり、勤務地の45.3%が避難所となったこと
・災害直後、避難所では支援物資の仕分けや配布作業を行ったこと
・学校給食施設の22.4%が炊き出しに用いられたこと
・学校給食施設は第二の災害備蓄庫としての役割を担ったこと
・栄養教諭・学校栄養職員の被災直後の主な活動は、炊き出し指導であったこと
・震災後約1か月後に簡易給食が再開されたものの、食材確保が困難であったこと
・「学校給食関係者の災害マニュアル」が必要であったこと
等であった。
　学校給食施設は、学校内に調理場がある単独調理場方式と複数の学校の給食を調理する共同調理場（学校給食センター）方式があり、栄養教諭・学校栄養職員、学校給食調理員が配置されている。記録の中に避難先となった調理場が炊き出しに使用されたとあるが、日頃限られた時間内で徹底した衛生管理を図りながら大量調理をしている学校給食調理場であるからこそ、災害後真っ先に確保しなければならない食事を提供する役割が果たせるのではないかと考えている。

2 新設調理場の非常時対応 (図7〜11)

　老朽化した施設の建て替え、市町村合併による給食センターの新設など、学校給食調理

場の建設が進んでいる。

　静岡県袋井市は、駿河トラフから南海トラフにかけての地域を震源とする巨大地震の発生を想定して、年2回の防災訓練を実施している。中部学校給食センターを建設したとき、特色ある整備として、「災害時炊き出し室」を整備した。

　炊き出し室には、炊き出し専用釜1台（150Lおにぎり200個分20分で炊き上げる能力）があり、災害直後の緊急停電時には、非常用発電機が稼働して、市災害対策本部や市内自治会の自主防災隊のおにぎりを配布できるようになっている。炊き出し専用釜は、通常は焼物、揚げ物類のたれやソース類を煮炊きするのに使用している。電気が復旧すれば、通常煮炊きに使用している10台の電気釜（330L 1釜1回当たり精米40kgを約30分で炊飯）、連続炊飯機（1時間当たり精米390kg炊飯）で大量炊飯（おにぎり1万5,800個）ができるし、米飯以外にも調理場の在庫食品を使用すれば、温かいみそ汁、副食なども避難者に提供が可能になる。

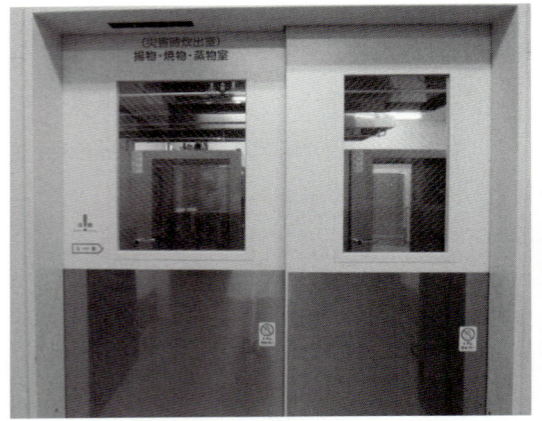

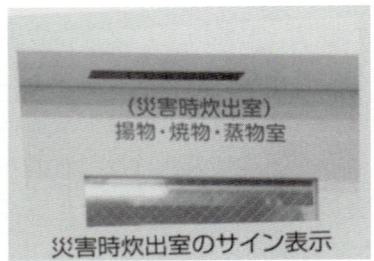

図7　災害時炊き出し室

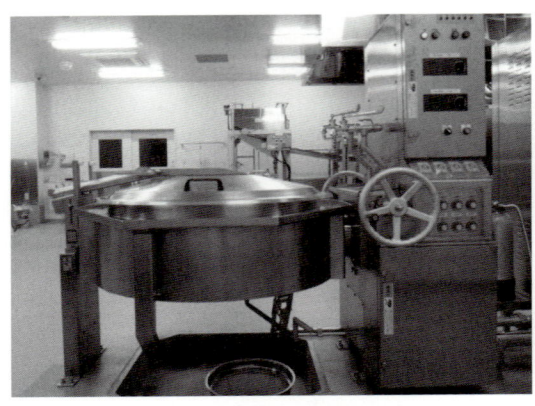

図8　炊き出し専用IH釜

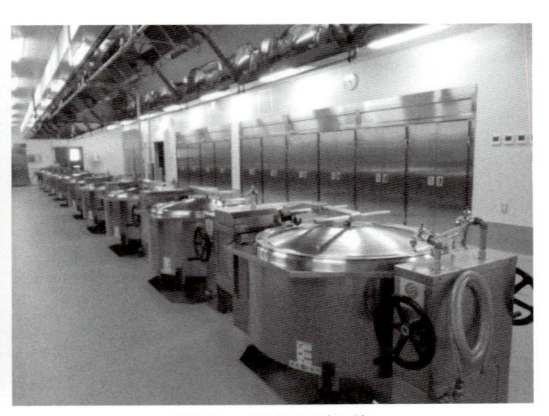

図9　電気回転釜

第10章 非常時における学校給食の役割

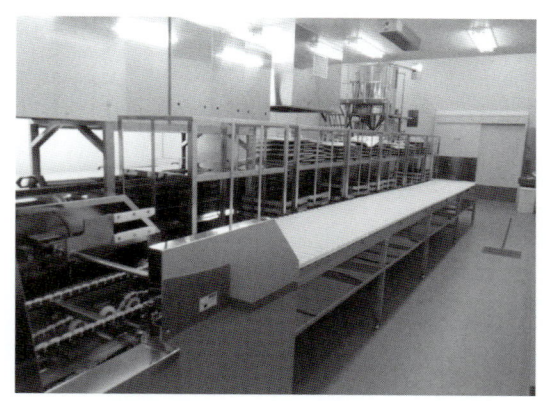

図10 1時間当たり390kgの精米を炊飯できる連続炊飯機

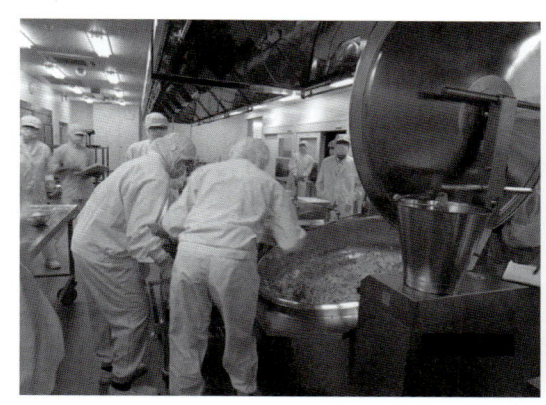

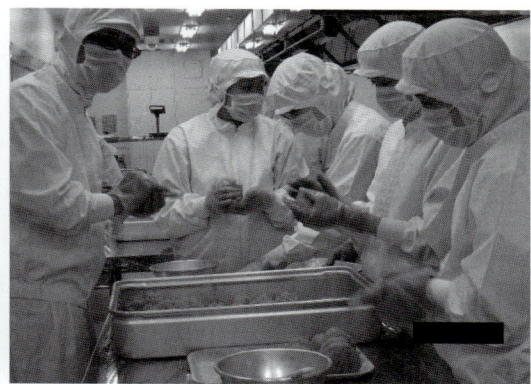

図11 煮炊き釜による炊き出し訓練

　非常時には、栄養教諭・学校栄養職員の指導の下衛生管理のプロ集団である調理員が大量調理の機器類を駆使した食事の提供も一考ではないだろうか。

3 調理機メーカーの開発した非常時対応釜

　東日本大震災以後、各調理機器メーカーでは煮炊き釜などの開発が進められている。以下、各メーカーの製品を紹介する。

株式会社アイホー（図12）
　2ウェイリンクガス回転釜は、通常は都市ガスで使用しているガス回転釜を、災害などで都市ガス供給が途絶えたとしても、LPガスボンベがあれば、コックの操作だけで簡単

141

第3部　震災時の衛生管理

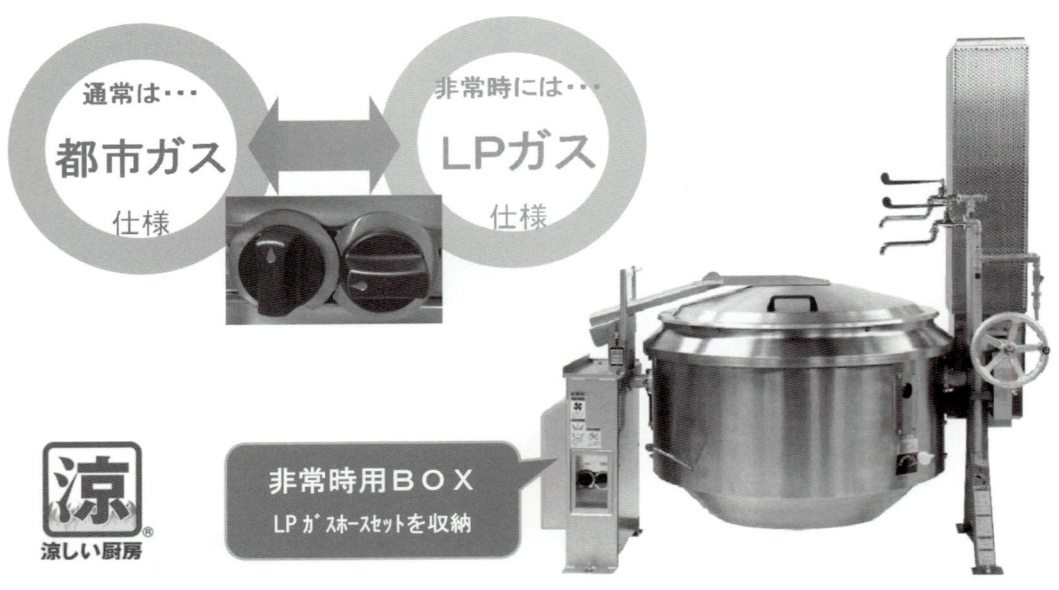

図12　2ウェイリンクガス回転釜

に切り替えが可能な回転釜である。調理作業で使い慣れた回転釜を災害時にも活用できる。

通常の調理中も、機器表面が熱くならない「涼厨」認定品で作業環境が改善される。

通常LPガスを使用の調理場でも、建物の被災により配管設備が破損することがある。その場合も内蔵のホースでLPガスボンベと接続して使用することが可能である。

株式会社中西製作所（図13）

移動式煮炊き釜は、進路変更に便利な舵取りハンドルが付いていて、移動させてLPGボンベを接続して煮炊きができる。

プロパンガスがないときは、バーナーを取り外すことができるため、薪や炭を使用して炊き出しを行うことも可能である。

万一の災害用の備えとして、また、町おこしのイベントや訓練などで活躍する。

タニコー株式会社（図14）

緊急災害用煮炊き釜は、災害時に都市ガス、電気などが使用できない場合、誰でも容易に調理可能な釜である。

バーベキューセットのようにシンプルな構造でLPガスだけでなく、薪、炭でも調理可能である。

備蓄時はコンパクトな箱に収納でき、縦に積めるので災害倉庫内でも場所をとらない。

小学校の卒業記念品など贈答にも利用されている。

第 10 章　非常時における学校給食の役割

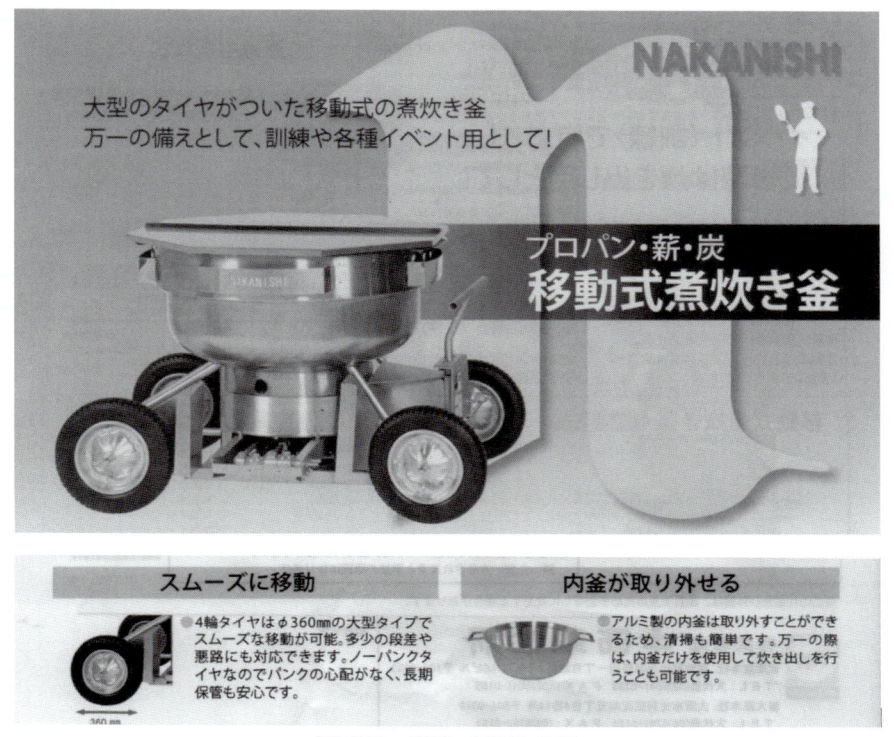

図 13　移動式煮炊き釜

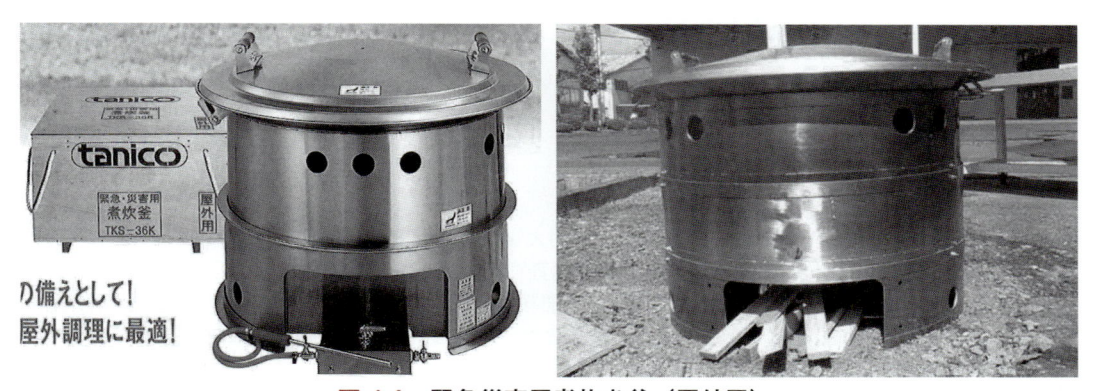

図 14　緊急災害用煮炊き釜（屋外用）

第3部　震災時の衛生管理

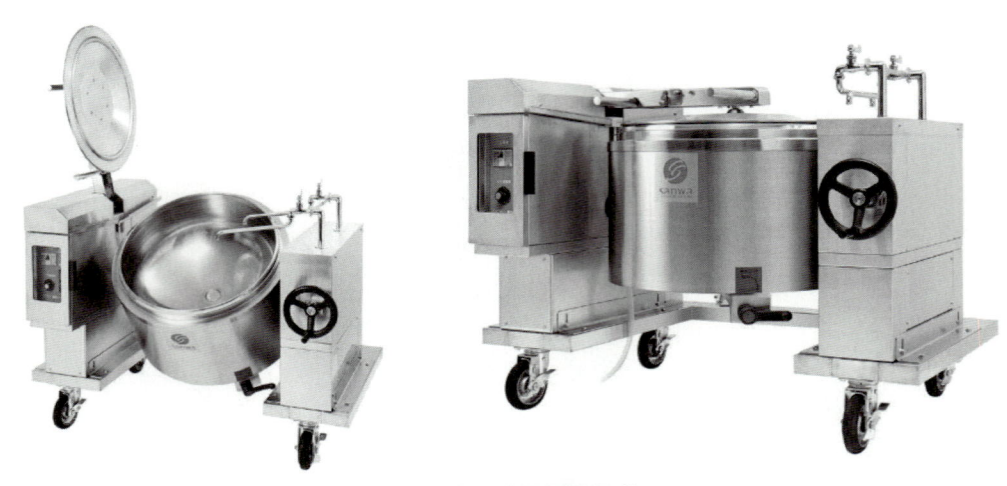

図15　移動式電気回転釜

三和厨理工業株式会社（図15）

　移動式電気回転釜は、災害直後、施設の安全が確保できない場所や避難所での食事提供を可能にするため、移動式とし、非常用発電機で作った電気を使い調理することを可能にした。

　調理マニュアルが用意されているので、初めての人でも調理可能である。釜側面・縁などの温度も40℃前後までしか上昇しないので、やけどなども防げ安全に作業が行える。

　釜底が肉厚であるため調理後には、ごはんを取り出した後、釜を再度加熱（空だき）することが可能であり、空だきによりこびりついたごはんを簡単にはがすことができるため、水を大量に使った釜洗浄が不要となり、貴重な水の節約になる。

かねだ・まさよ◎岐阜県生まれ。愛知文教女子短期大学卒業後、岐阜県多治見市で栄養士、管理栄養士として勤める。1995年から文部科学省学校給食調査官を務め、2005年4月から導入した栄養教諭の制度化に取り組む。05年、女子栄養大学短期大学部教授。15年4月、女子栄養大学栄養科学研究所客員教授、16年10月より現職。管理栄養士、栄養教諭、教職員、保護者、一般対象の関連シンポジウムや研修セミナーでの講演等を精力的に実施。

第3部 震災時の衛生管理

第11章 災害時学校給食用非常食の開発と防災教育の取り組み
~ライフラインが途絶えた中で救援物資が届くまでの「いのちをつなぐ」非常食~

長島 美保子

1 開発のコンセプト

　成長期の子どもたちにとって栄養バランスのとれた食事の確保は、いかなる状況下にあってもたいへん重要である。
　本会では、相次ぐ大震災や台風などによる建物の損壊、電気、ガス、水道などライフラインの停止によって学校給食の提供が不可能になった災害被災体験の教訓を元に、食の確保と、あわせて心の安定および体力保持等心身の健康に寄与することを目指して、栄養教諭・学校栄養職員の考案による全学栄製品（本会考案の学校給食用食品）としての「災害時学校給食用非常食」の開発に取り組んできた。

2 被災地からの声を踏まえて

　東日本大震災被災県の栄養教諭等へのアンケート結果から、切実で具体的な声を聞くことができ、本会では、この貴重な意見を元に、非常食の内容を検討した。
①事態が長く続くのであれば、子どもたちの健康を損なわないために栄養価を考慮したものでなければならないが、数日をのりきるためなら、とりあえずみんなが安全に確実に食べられることをいちばんに考慮すべき。
②調理施設が使用できなくても、普通の食事に少しでも近いものを早い段階で提供したい。
③子どもたちの気持ちが和むよう、パッケージにキャラクターなどをプリントして、食

事の時間を楽しく過ごせるようにしてほしい。
④不安感が強く、いのちをつなぐことが最優先。食べてほっとするような非常食の開発を。
⑤食事のとき、心が安らぐことができる工夫（温かい、あまい、やわらかい）があるとよい。
⑥安易にサプリメント的なものにしないで。
⑦日常食のなかで非常食になるようなものを。普段食べていないものは非常時にあっても食べにくい。

3 非常食開発の経緯

2011年8月　非常食開発に向けて全国学校栄養士協議会内部協議
2012年3月　全都道府県に対しアンケート調査
　　　7月　災害時学校給食用非常食開発委員会発足
　　　　　　本会役員、被災地（岩手・宮城・福島）代表、（公財）学校給食研究改善協会で試作製品による試食と活用方法について検証を行った。
　　　12月　キャラクターデザインの検討
2013年1月　野菜カレーの商品設計（アレルゲン完全除去）
　　　6月　非常食名称「救給カレー」
　　　　　　耐容試験完了（賞味期限3年とする）
　　　　　　「救給」および「イメージキャラクター」の商標登録
　　　7月　ピーアールリーフレット
　　　8月　パッケージデザイン完成
　　　11月　販売開始
2016年1月　ニーズにより、救給カレー増量タイプ250g販売開始
　　　　　　これより、150gと250gの2規格を扱うこととした。

4 救給カレーの特徴（図16）

「栄養」「おいしさ」「かみごたえがあり、心的満足感」「安全性」を満たすことを考慮して、下記の内容にした。
・アレルギー特定原材料27品目不使用
・ごはんが入っていて、温めずそのまま食べることができる。

- 学校でも人気のカレー味
- スタンディングパウチで皿に移し替えることなく食べることができる。
- 原料は国産の米（アルファ化米）、スイートコーン、じゃがいも、にんじん、たまねぎ、ぶなしめじ、トマトピューレ

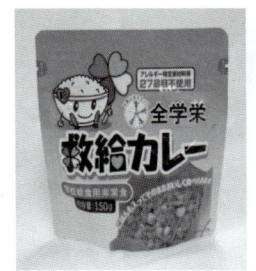

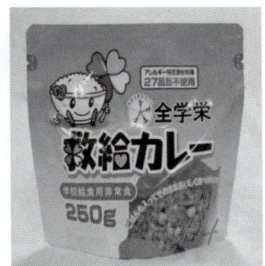

図16　救給カレー

5　イメージキャラクター「キューちゃん」（図17）

　食の確保とあわせて、非常時における子どもたちの心の安定につながるパッケージの工夫が求められていた。非常食開発委員会では、被災地宮城県女川町の栄養教諭、佐々木藍子さんデザインの絵を元に、マスコットキャラクターを考案し、今後本会が開発する非常食パッケージにのせていくこととした。

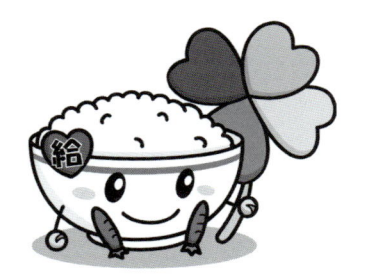

図17　「キューちゃん」

6　本会2つ目の非常食「救給根菜汁」を開発中（図18）

　当初から、「災害時には水分の補給が必要」「食事を食べやすくして野菜もとれる汁物が欲しい」との意見を多く聞いていた。そこで、救給カレーに継ぐ開発第2弾は、検討の結果、和風汁物の「救給根菜汁」に決定し、商品設計、試作品評価検討を終え、今、耐容試験中である。本年11月受注開始、1月より販売開始の予定で進めている。

○救給根菜汁の特徴
- アレルギー特定原材料27品目不使用
- みそ、しょうゆなどの大豆製品を使用せず、おいしい味付け
- 温めなくてもそのまま食べられる。
- 汁にとろみをつけて、こぼれにくい。
- 国産のさつまいも、ごぼう、にんじん、たまねぎ、だいこん、しいたけ、こんにゃく使用

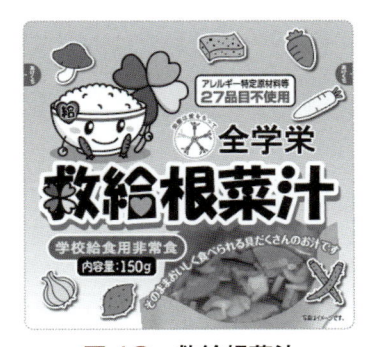

図18　救給根菜汁

7 活用に向けて〜備蓄と防災教育〜（図19）

　想定外の災害に見舞われるようになった昨今、非常時に備えて、学校、非常食備品用食品庫、学校給食センターなどに備蓄しておく、または、自助パックとして学校で子どもたち個人個人が保管する、各家庭に保管するなど、日頃から備蓄しておくことが重要になってきた。本会「救給カレー」「救給根菜汁」は3年の消費期限があるが、回転備蓄のしくみを作り、常時入れ替えることが必要である。

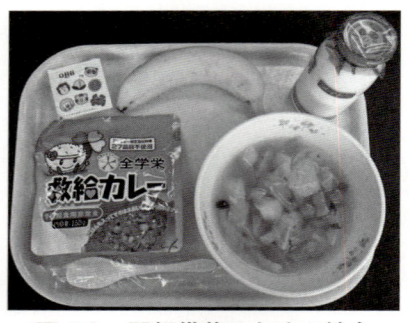

図19　回転備蓄のための給食

　例えば、防災の日（阪神淡路大震災や東北大震災・熊本地震など尊い教訓となる日）に行う防災訓練にあわせ、学校給食の1品として活用する、あわせて、防災教育の学習のなかで、避難経路の確認などとともに非常食の持ち出し方を学習し、避難場所での食事として体験するなど、実際に食べることを体験しておくことで災害時に安心して食べることができる。

8 おわりに

　本会では、現在3つ目の非常食を検討中である。非常時においてもすべての子どもたちに安心して食べてもらえ、ささやかでも気持ちの安らぐときをもって欲しいとの強い思いで取り組んでいる。スタート時は学校給食用として取り組んだが、学校給食はもとより、都道府県自治体、各種施設、職場、個人などすべての皆さんに活用していただくよう、販路を開いている。下記にお問い合わせください。

☆お問い合わせ
　（公財）学校給食研究改善協会　TEL：03-3357-6755　FAX：03-3357-6756
　（公社）全国学校栄養士協議会　TEL：03-5790-0071　FAX：03-5790-0072

ながしま・みほこ◎2007〜12年、島根県栄養教諭。07年、（公社）全国学校栄養士協議会副会長を経て、12年より会長（現職）。その他、島根県立大学松江キャンパス健康栄養学科・保育学科非常勤講師、（公財）日本学校保健会理事、（公財）学校給食研究改善協会理事を務める。

第4部
子どもを取り巻く栄養リスク

饗場 直美
神奈川工科大学
応用バイオ科学部栄養生命科学科 教授

はじめに

第1章 子どもの栄養状態と心身状態：食生活状況調査、実態調査

第2章 かむ機能の低下が生活習慣病リスクを高める

第3章 つながるSNSが孤食を加速する

第4章 ファストフードリスクから中食リスクへ

金田 雅代
女子栄養大学 名誉教授

第5章 栄養教諭制度と学校給食を活用した食育の推進

第4部　子どもを取り巻く栄養リスク

はじめに

饗場 直美

　2010（平成22）年7月に日本学術会議健康・生活科学委員会子どもの健康分科会から出された「日本の子どものヘルスプロモーション」に関する審議報告書には、現在の日本の子どもたちの生活と健康課題がまとめられている。子どもの心身の健康や健康的な日常生活、QOLの高い生活、幸福な人生といったことの背景には、多くの社会・環境的、生活・行動要因があり、最終的には、社会あるいは国そのもののあり方の問題となると述べられている。すなわちこれは、子どもの健康は子どもだけで、あるいは家庭の育児や学校における子どもの教育のみでは達成されないことを意味しており、周りの人々や社会全体の支援的環境が必要であり、国の施策や法・制度の是非も大きな意味をもち、そのためにヘルスプロモーションの理念（オタワ憲章、1986年）の下、子どもの健康に関する支援的環境を創造し、健康的公共政策を確立するとともに、家庭、学校、地域社会、関係機関などが連携し、全生活レベルでの子どもの健康の擁護と推進が必要であると述べられている。

　本稿では、子どもたちの健康、栄養リスクについて、子どもを取り巻く施策や環境要因として最も身近な家庭や学校から考察する。

第4部 子どもを取り巻く栄養リスク

第1章 子どもの栄養状態と心身状態：食生活状況調査、実態調査

饗場 直美

　2010（平成22）年度児童生徒の食事状況等調査結果によると、食塩を除いて、エネルギー、たんぱく質、脂質、ビタミンA、B₁、B₂、C、カルシウム、鉄、マグネシウム、亜鉛、食物繊維において、学校給食のある日のほうが給食のない日（休日）に比べ摂取量が多かった（表1）。

　特に、給食のない日のビタミンAの摂取量は、朝食を食べている児童においても給食のある日に比べ、男子では68％、女子では56％にとどまっており、カルシウムにおいては男子では61％、女子では63％にとどまっていた。給食のある日とない日でのカルシウムの摂取量の差は、給食のある日においては、必ず牛乳が提供されているのに対し、給食のない休日においては乳類の摂取量が大きく下回っていることから理解できる。またビタミンAにおいては、給食のない日の摂取量が少ないのは、緑黄色野菜の摂取量が給食の

表1　給食の有無別の栄養摂取量（小学5年生）

（平均値±標準偏差）

栄養素	全体 n=1,592 給食あり	全体 給食なし	男（朝食あり） n=775 給食あり	男 給食なし	女（朝食あり） n=809 給食あり	女 給食なし
エネルギー(kcal)	2,146±550.6	2,077±571.9	2,242±570.3	2,155±580.7	2,061±511.9	2,033±546
たんぱく質(g)	81.2±21.3	72.7±23.6	85.0±22.1	76.0±24.3	77.9±19.8	70.6±22.1
脂質(g)	72.8±23.7	69.8±29.5	76.1±24.2	71.9±30.2	70.1±22.6	68.9±28.5
カルシウム(mg)	820±287.5	505±271.8	862±305.3	525±289.8	783±263.9	495±251.9
鉄(mg)	9.1±3.7	7.1±2.7	9.3±3.8	7.3±2.8	8.8±3.5	7.1±2.5
ビタミンA(μgRE)	703±824.5	471±355.7	700±445.8	476±350.7	708±1,071.0	395±365
ビタミンB₁(mg)	1.22±0.5	1.07±0.5	1.28±0.5	1.14±0.6	1.17±0.4	1.03±0.5
ビタミンB₂(mg)	1.54±0.5	1.27±0.6	1.61±0.5	1.33±0.6	1.48±0.4	1.24±0.6
ビタミンC(mg)	104±54.1	82±57.4	105±54.4	81±56.8	103±53.9	84±58.5
食物繊維(g)	14.7±5.1	11.9±5	15.0±5.2	11.8±5.1	14.5±5	12.1±4.9
食塩相当量(g)	9.7±3.2	9.7±3.7	9.9±3.2	9.8±3.8	9.5±3.2	9.7±3.6
マグネシウム(mg)	279±81.3	216±77.2	290±83.6	221±78.6	269±77.4	215±74.9
亜鉛(mg)	10.0±3.0	8.7±3.5	10.5±3.2	9.1±3.6	9.5±2.7	8.4±3.3

2010（平成22）年度児童生徒の食事状況等調査結果

第4部　子どもを取り巻く栄養リスク

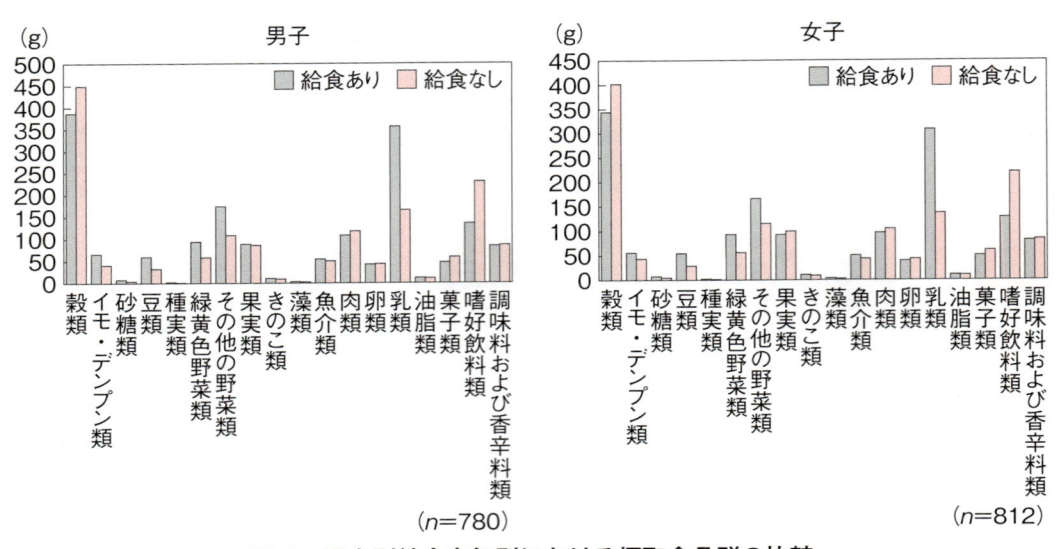

図1　男女別給食有無別における摂取食品群の比較

2010（平成22）年度児童生徒の食事状況等調査結果

ある日の摂取量に比べ少ないことが要因の一つと考えられる（**図1**）。

　その一方で、穀類、肉類、菓子類、嗜好飲料においては、給食のない日のほうが摂取量が多く、休日の食事は野菜（副菜）が少ない食事で、穀類に偏った食事であり、その結果ビタミンAの摂取量が少なくなっていると推測される。また菓子類や嗜好飲料も休日に多く摂取されており、給食のある日のほうが給食がない日よりよりバランスのとれた栄養摂取状況になっており、子どもたちのバランスのとれた栄養摂取に給食の果たす役割が大きいことが推測される。例えば小学5年生のカルシウムの1日の平均摂取量では、給食ありなしによって男子337mg、女子で288mgの差があり、ほかの学年においても同様な差が認められることから、給食に提供される牛乳1本が児童生徒にとって重要なカルシウム摂取源になっていることがわかる。また、単に牛乳からだけではなく、給食ではさまざまな食材からカルシウムが摂取できるような工夫が献立にされており、児童生徒の栄養リスクを低減するためには、給食のある日においては、まず児童生徒が給食をしっかり食べることが重要であり、給食のない日や特に夏休みなどの長期の休暇においては、カルシウムの摂取不足が危惧されるため、留意が必要である。学童・思春期においては体の成長が著しく、成人までの体作りの基礎を作る時期であり、成人、ひいては高齢期での骨粗鬆症の予防までを考慮すると、休日、特に長期休暇などの期間にしっかりと食事をとることの指導が必要であると思われる。

　また、ビタミンAの摂取量が休日に少ないことに対しては、家庭で緑黄色野菜を含む野菜を十分に摂取できる様家庭での食事のバランスをとること、主食、主菜、副菜のバランスがとれた食事を食べることを保護者に意識付けする必要がある。嗜好飲料についても、

表2　給食がある日の朝食の有無別の栄養摂取量（小学5年生）　　　　　（平均値±標準偏差）

栄養素	男 n=780 朝食あり（n=775）	朝食なし（n=5）	女 n=812 朝食あり（n=809）	朝食なし（n=3）
エネルギー（kcal）	2,242 ± 570.3	1,732 ± 469	2,061 ± 511.9	980 ± 37.9
たんぱく質（g）	85.0 ± 22.1	58.1 ± 16.4	77.9 ± 19.8	42.6 ± 2.1
脂質（g）	76.1 ± 24.2	45.2 ± 13.1	70.1 ± 22.6	33.3 ± 2.2
カルシウム（mg）	862 ± 305.3	591 ± 175.2	783 ± 263.9	571 ± 162.8
鉄（mg）	9.3 ± 3.8	7.0 ± 2.5	8.8 ± 3.5	3.6 ± 1.0
ビタミンA（μgRE）	700 ± 445.8	576 ± 388.5	708 ± 1,071.0	370 ± 109.7
ビタミンB$_1$（mg）	1.28 ± 0.5	0.96 ± 0.3	1.17 ± 0.4	1.03 ± 0.7
ビタミンB$_2$（mg）	1.61 ± 0.5	1.21 ± 0.5	1.48 ± 0.4	1.14 ± 0.5
ビタミンC（mg）	105 ± 54.4	63 ± 31.7	103 ± 53.9	63 ± 38.0
食物繊維（g）	15.0 ± 5.2	10.6 ± 4.8	14.5 ± 5	8.6 ± 3.7
食塩相当量（g）	9.9 ± 3.2	4.9 ± 1.6	9.5 ± 3.2	4.7 ± 2.4
マグネシウム（mg）	290 ± 83.6	208 ± 59.1	269 ± 77.4	134 ± 30.0
亜鉛（mg）	10.5 ± 3.2	8.0 ± 2.3	9.5 ± 2.7	6.2 ± 1.5

2010（平成22）年度児童生徒の食事状況等調査結果

家庭での水分の摂取について検討する必要がある。

　食育推進基本計画（第1次～第3次）においては、朝食摂食が勧められており、特に若年成人と学童期において朝食欠食減少に向かって、20～29歳男性の24.7%を2020年には15%に、児童では4.4%を0%にすることを目標として設定されている。2010（平成22）年度児童生徒の食事状況等調査結果では、小学5年生の朝食欠食のある児童と朝食を食べている児童では、調査されたエネルギーおよびすべての栄養素の摂取量で、朝食なし群のほうが少なくなっている（表2）。ただし、この調査においては朝食欠食をしている児童が非常に少ないことから、そのデータをそのまま概念化することはむずかしいと思われるが、少なくとも、この5年生の朝食欠食者においては、朝食を摂取した群のほうが栄養摂取状況がよいと考えられる。

　朝食欠食による心身への影響は、朝食を必ず毎日食べている児童のほうが学校給食前に「お腹が空いている」「学校給食を残さない」と答えた児童が多く、その一方で「立ちくらみやめまいを起こす」「朝なかなか起きられず、午前中調子が悪い」「体のだるさや疲れやすさを感じることがある」「食欲がない」「イライラする」と答えた児童が少ないことが報告されている。朝食欠食のある児童生徒は、「朝から食欲がない」「給食をいつも残す」「帰宅から夕食までに間食をほとんど食べる」というつながりがみられ、食生活の規則性の乱れが1日のなかで連鎖しており、心身の状況として「イライラする」「立ちくらみやめまいを起こす」「午前中調子が悪い」「体のだるさや疲れやすさを感じる」などの不定愁訴と

第4部　子どもを取り巻く栄養リスク

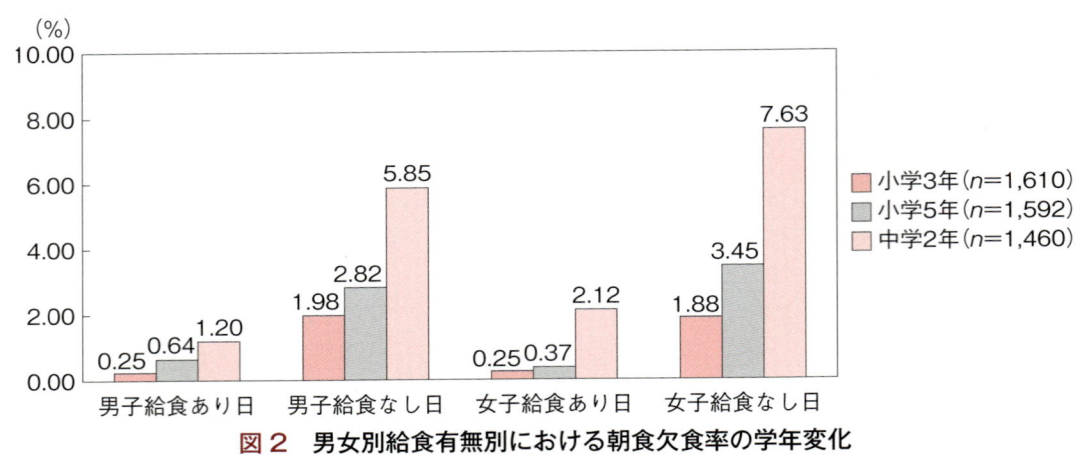

図2　男女別給食有無別における朝食欠食率の学年変化

	男子給食あり日	男子給食なし日	女子給食あり日	女子給食なし日
小学3年 (n=1,610)	0.25	1.98	0.25	1.88
小学5年 (n=1,592)	0.64	2.82	0.37	3.45
中学2年 (n=1,460)	1.20	5.85	2.12	7.63

2010（平成22）年度児童生徒の食事状況等調査結果

して現れている。朝食欠食は、1日のエネルギーや栄養素の摂取不足を招くとともに、さまざまな心身の不調として現れ、児童生徒の生活状況のQOLを低下させていると考えられる。

　また、朝食欠食は、小学生では4.4%（第3次食育推進基本計画）にとどまっているが、成長するとともに、特に20～30歳代に至る間に増加している。小学3年生、5年生、中学2年生での調査結果から朝食欠食率をみると、小学3年から5年の変化と、小学5年から中学2年の同じ3年間の変化では、小学校から中学校に移る3年間のほうが、より朝食欠食の割合は増加しており、小学生から中学生になり、生活が変化すると朝食欠食が増えていることがうかがえる（図2）。また給食のある日と給食のない日での朝食欠食の割合は、いずれの学年においても、給食のない日のほうが朝食欠食率は高い。学校に行くという生活リズムが朝食摂食につながり、逆に給食のない日は朝寝坊などで生活が乱れやすく、朝食欠食につながりやすいことから、夏休みなどの長期の休暇の際には、生活習慣が乱れないように規則正しい生活リズムを作ることが朝食摂食のためには必要であると考えられる。また、朝食欠食の性差をみると、小学生のときには大きな男女差は認められないが、中学生になると、女子の朝食欠食が給食のある日、ない日ともに男子に比べ高くなっている。

　朝食欠食の各年代間での変化をみると、20～30歳代の朝食欠食率が最も高く、食育推進基本計画においても減少させる目標値が設定されており、特に第3次食育推進基本計画において若い世代への食育の必要性が述べられている。中学生の時期では女子の朝食欠食率のほうが男子よりも高いが、20歳代になると男性のほうが高くなることは、高校生から大学生に代わる、社会人になるという生活のスタイルの変化に対する準備状況が影響していると思われる。特に一人暮らしをするようになり、生活が自立し、食生活が自立する時期であることから、食事が自立する時期の朝食摂食にかかるさまざまな要因、意識、意

第1章　子どもの栄養状態と心身状態：食生活状況調査、実態調査

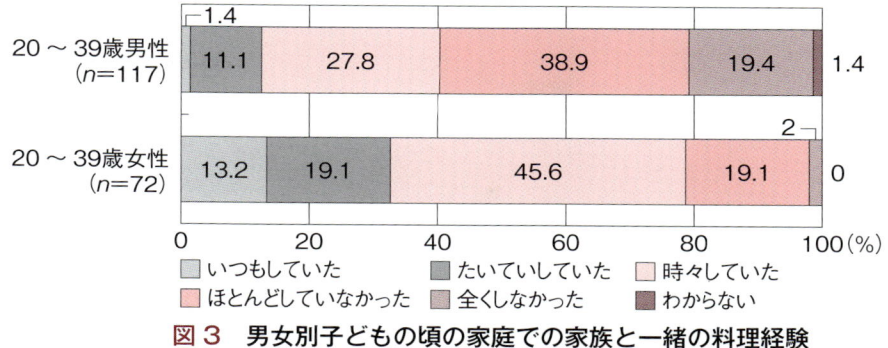

	いつもしていた	たいていしていた	時々していた	ほとんどしていなかった	全くしなかった	わからない
20〜39歳男性 (n=117)	1.4	11.1	27.8	38.9	19.4	1.4
20〜39歳女性 (n=72)		13.2	19.1	45.6	19.1	2 / 0

図3　男女別子どもの頃の家庭での家族と一緒の料理経験

2015（平成27）年度食育に関する意識調査報告書

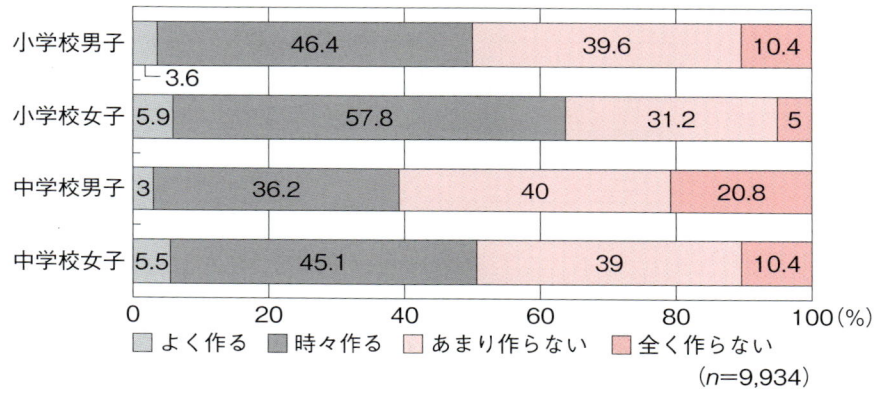

	よく作る	時々作る	あまり作らない	全く作らない
小学校男子	3.6	46.4	39.6	10.4
小学校女子	5.9	57.8	31.2	5
中学校男子	3	36.2	40	20.8
中学校女子	5.5	45.1	39	10.4

(n=9,934)

図4　男女別児童生徒の家族と一緒の食事作り状況（保護者回答）

2010（平成22）年度児童生徒の食事状況等調査結果

欲、スキル、知識などをこの時期までに確立する必要がある。小学校から高校までの食に関する教育のなかでは、小・中学校では各教科と給食を活用して食育がなされる一方、高校以降の食育のなかで食事の自立に向けての調理能力の獲得においては家庭科によるところが大きいが、学校での学習内容や技術が家庭での実践につながらず、そのため食育の継続性が途切れることが、成人期での朝食欠食につながるとも考えられる。内閣府の調査の中で、子どもの頃の「家で家族と一緒に料理をした」経験について、朝食欠食が最も高くなる20〜39歳代の成人男女においては、女性のほうが「いつもしていた」「たいていしていた」「時々していた」と答えた人の割合が男性より高く、女性は子どもの頃から家庭のなかで食事と料理の体験があったことがわかる（図3）。一方で、児童生徒の調査において保護者に子どもとの食事作りについて聞いてみると、内閣府のデータと同様に男子より女子児童生徒のほうが保護者と一緒に食事作りをしているが、小学生と中学生で比較すると、中学生のほうが一緒に食事作りをする家庭が減少している（図4）。子どもの発達に見合った教育によって、子どもの食の知識や技術力は上がってくると期待されるが、本来

第4部　子どもを取り巻く栄養リスク

	家族そろって食べる	大人の家族の誰かと食べる	子どもだけで食べる	1人で食べる	その他
小学校	28.5	36.3	25.3	5.9	3.3
中学校	22.5	33.8	25.3	14.3	4

(n=9,875)

図5　児童生徒の家族との朝食共食状況（保護者）

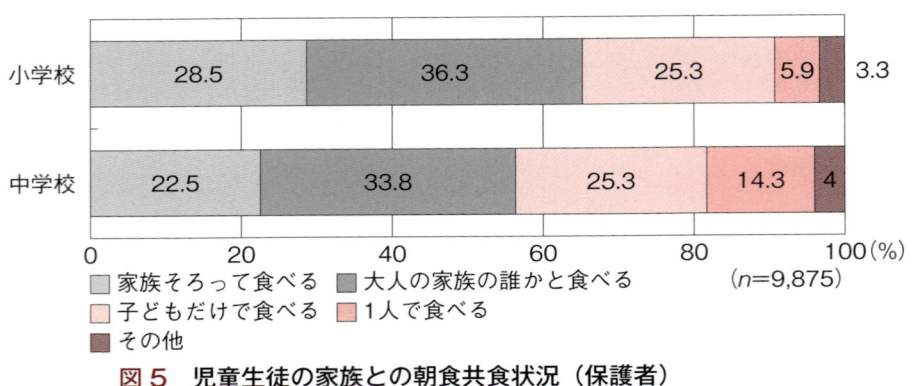

2010（平成22）年度児童生徒の食事状況等調査結果

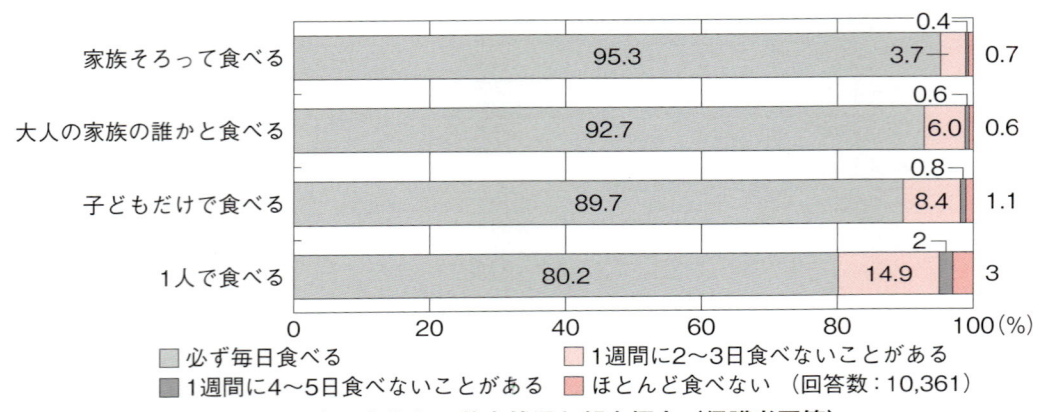

	必ず毎日食べる	1週間に2〜3日食べないことがある	1週間に4〜5日食べないことがある	ほとんど食べない
家族そろって食べる	95.3	3.7	0.4	0.7
大人の家族の誰かと食べる	92.7	6.0	0.6	0.6
子どもだけで食べる	89.7	8.4	0.8	1.1
1人で食べる	80.2	14.9	2	3

（回答数：10,361）

図6　児童の家族との共食状況と朝食摂食（保護者回答）

2010（平成22）年度児童生徒の食事状況等調査結果

実践の場である家庭で、学習成果が生かされていない様子が見て取れる。子どもたちの「食べる力」を育成し、食の自立ができていないと、健康的な食の選択や食生活の実践ができないことにより、偏った食の選択と食事の摂取によって生活習慣病などの疾患のリスクが上がることも予測される。「食べる力」を付けて「生きる力」を養うためには、中学校以降の積極的な食育の継続とともに、学校での学習成果が家庭での実践力につながることが重要であり、小学校に加え、小学校以降からの学校から家庭への働きかけも含めて、食育の定着を図る取り組みが必要である。

　家庭での食育の定着を図る一つの方向性として、家族との共食が挙げられる。第3次食育推進基本計画にも家族での共食回数を増やすことが挙げられているが、2010（平成22）年度児童生徒の食事状況等調査結果では、朝食の共食状況を小・中学校で比較すると、家族や大人と共食する割合が小学校から中学校になると減少し、子どものみ、あるいは1人で食べる生徒の割合が高くなっている（図5）。このことは、中学校になると子どもと一緒に朝食を食べなくなる保護者が増えていることを示している。小・中学校の間の児童生

徒は、まだ食生活の自立ができておらず、食の大半を保護者に依存している。学校でバランスのよい食事を摂取するための教育がなされていても、完全に自分でバランスのよい朝食を準備することは困難であると思われる。2010（平成22）年度児童生徒の食事状況等調査結果においても、1人で食事をする児童生徒のほうが、家族そろって食べる児童生徒より朝食欠食をする頻度が高くなっており、共食が朝食摂食につながり、朝食欠食を減少させるために有効である可能性を示している（図6）。

　これまで、子どもの栄養摂取状況を学校給食の有無や朝食欠食、家族との共食状況を基に検討してきた。子どもが健全に成長するための栄養状態を維持するためには、給食が必須であり、それに加え学校での教育を実践の場である家庭でどのようにすれば定着させることができるのか、学校と家庭での連携のあり方が重要なカギになると考えられる。

第4部 子どもを取り巻く栄養リスク

第2章 かむ機能の低下が生活習慣病リスクを高める

饗場 直美

　近年、子どもたちのかむ時間や咀嚼回数が減少し、咀嚼筋の減退、咀嚼力の低下や顎関節症などが増加しており、学校歯科健診においては、1995（平成7）年度から歯列や咬合などの顎機能異常についての診査が加わり、咀嚼に関するスクリーニングが強化されている。また、かむことの重要性から「一口30回かむこと：カミング30」が歯科保健分野の食育として推進されている。

　2010（平成22）年度児童生徒の食事状況等調査結果では、ゆっくりかみながら食べていることを意識していると答えた児童生徒は、小学校男子では42.8％、女子では53.7％、中学校男子では32.4％、女子では42.9％であった（図7）。小・中学校いずれも男子生徒より女子生徒のほうがよくかむことを意識しているが、約3割の児童生徒は「わからない」と答えている。このことは、どのように食べているのかもわかっていない児童がいることを示している。また、小学生と中学生を比較すると、男女ともに、中学生のほうが小学生に比べ、ゆっくりかみながら食べていることを意識している生徒が少なくなっている。

　2015（平成27）年度食育に関する意識調査結果では、かみ方、味わい方といった食べ方に関して関心があると答えた男性は「関心がある」「どちらかといえば関心がある」をあわせて「関心がある」とすると、男性で62.1％、女性で80.7％が「関心がある」と答え

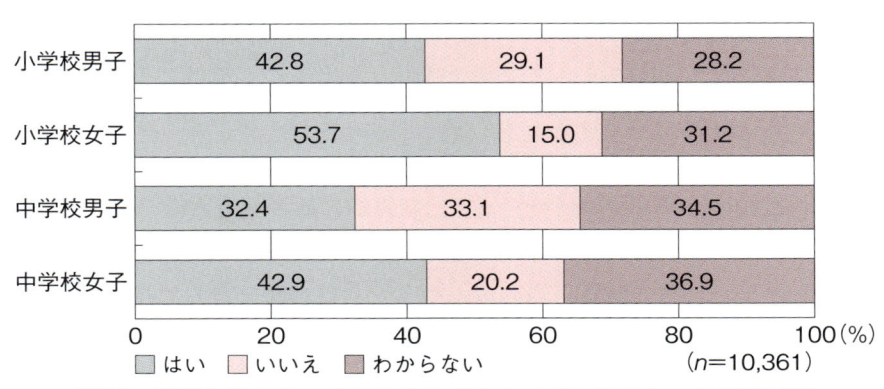

	はい	いいえ	わからない
小学校男子	42.8	29.1	28.2
小学校女子	53.7	15.0	31.2
中学校男子	32.4	33.1	34.5
中学校女子	42.9	20.2	36.9

(n=10,361)

図7　児童生徒のゆっくりかみながら食べていることへの意識状況

2010（平成22）年度児童生徒の食事状況等調査結果

第4部　子どもを取り巻く栄養リスク

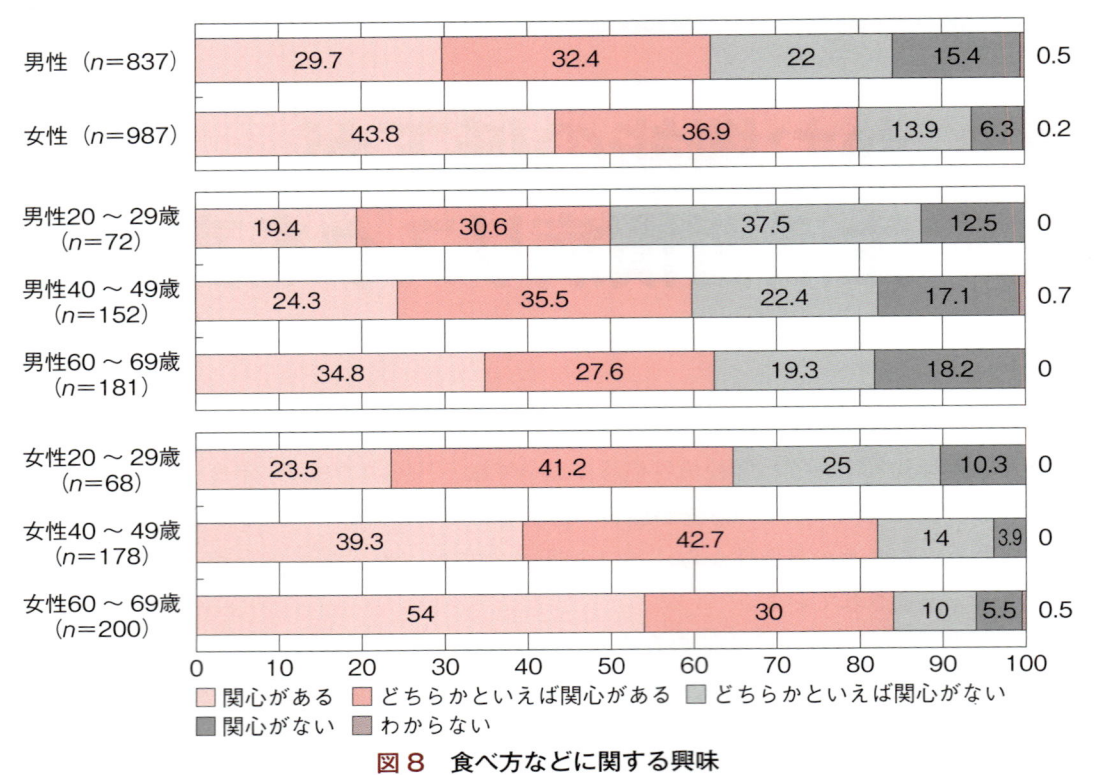

	関心がある	どちらかといえば関心がある	どちらかといえば関心がない	関心がない	わからない
男性（n=837）	29.7	32.4	22	15.4	0.5
女性（n=987）	43.8	36.9	13.9	6.3	0.2
男性20〜29歳（n=72）	19.4	30.6	37.5	12.5	0
男性40〜49歳（n=152）	24.3	35.5	22.4	17.1	0.7
男性60〜69歳（n=181）	34.8	27.6	19.3	18.2	0
女性20〜29歳（n=68）	23.5	41.2	25	10.3	0
女性40〜49歳（n=178）	39.3	42.7	14	3.9	0
女性60〜69歳（n=200）	54	30	10	5.5	0.5

図8　食べ方などに関する興味

2015（平成27）年度食育に関する意識調査報告書

ている（図8）。成人においても、小・中学生と同様に女性のほうがよくかんで食べることに対して関心をもっている。男性は女性に比べ「食べ方」に対しての関心度が子どもの頃から低い様である。

　食べものをかむ（咀嚼する）という行動は、複雑な一連の作業から成り立っている。人は食べ物を一口大にかみきり口に入れると、前歯から奥歯に食べ物を舌によって送りながら、奥歯によって細かく砕く（すりつぶす）という作業をしつつ、かむことによって分泌される唾液と食べ物を混和し、唾液のなかに含まれている消化酵素によるデンプンの部分的分解で糖の甘味や食べ物のさまざまな味を味わうとともに、唾液によって食べ物をえん下しやすくして飲み込む。食べ物をよくかむということは、食べ物のなかの味成分を唾液に抽出することであり、抽出された味を味わうことによって味を感知し、それが体に摂取してよい食べ物なのかどうか（毒かどうか）、最終的に飲み込むかどうか（えん下するかどうか）を判断する。味覚は五味（甘味、塩味、酸味、苦味、旨味）からなり、毒物かどうかを判断するうえで重要であり、赤ちゃんや子どもは苦味に対して抵抗を示す。これは天然に存在している毒性のある物質、例えばアルカロイドのような物質には苦味があることが多いことや、食品が保存中に食べ物が発酵・腐敗する際には匂いや酸味が出てくることから、食の選択、安全性を保つためには味覚による最終判断が重要であり、危険物を嫌

第2章　かむ機能の低下が生活習慣病リスクを高める

給食の好き嫌い	ゆっくりかんで食べることに気をつけている	気をつけていない	わからない
給食が大好き	49.9	26.0	24.1
給食が好き	44.6	23.3	32.1
どちらともいえない	35.3	24.0	40.7
給食が嫌い	36.3	28.4	35.3
給食が大嫌い	35.4	29.3	35.4

■ ゆっくりかんで食べることに気をつけている （n=10,361）
■ 気をつけていない
■ わからない

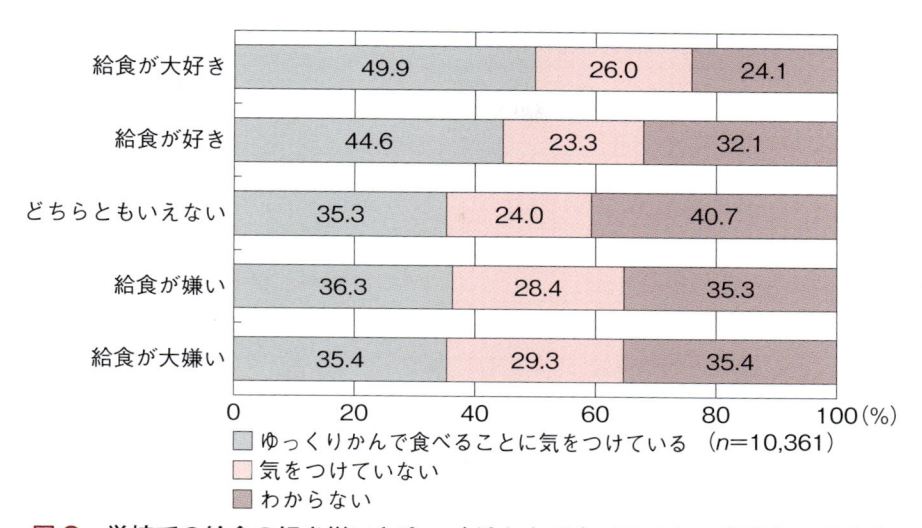

図9　学校での給食の好き嫌いとゆっくりかんで食べることの意識との関連性
2010（平成22）年度児童生徒の食事状況等調査結果

［ゆっくりかんで食べることの重要度別］

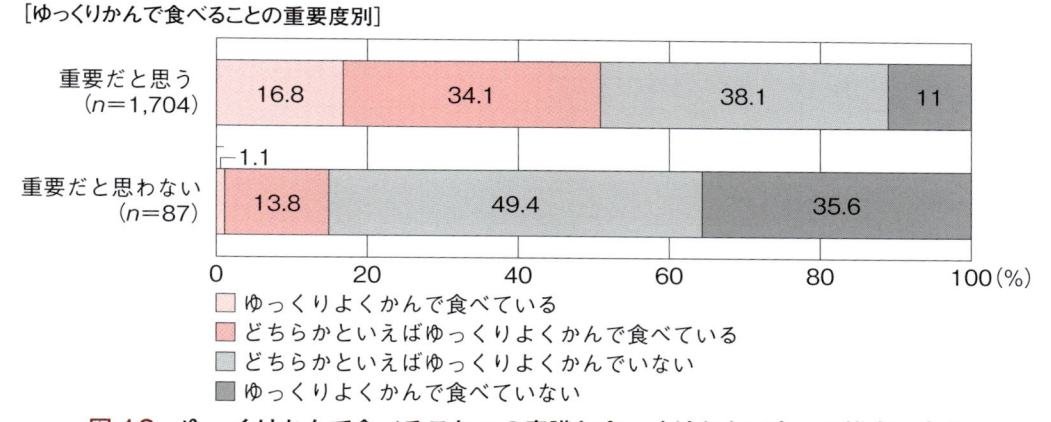

	ゆっくりよくかんで食べている	どちらかといえばゆっくりよくかんで食べている	どちらかといえばゆっくりよくかんでいない	ゆっくりよくかんで食べていない
重要だと思う (n=1,704)	16.8	34.1	38.1	11
重要だと思わない (n=87)	1.1	13.8	49.4	35.6

図10　ゆっくりかんで食べることへの意識とゆっくりかんで食べる態度の変化
2015（平成27）年度食育に関する意識調査報告書

いと認識するように刷り込まれているためである。また、味覚に至る過程においても、食品の外観や匂い、歯や舌での触感（テクスチャー）での確認も食べ物を食べるかどうか判断する際には必要であり、食べる過程での五感（視覚、嗅覚、聴覚、味覚、触覚）の活用が、食のリスクマネジメントには不可欠である。

　児童生徒の食事状況等調査結果で、ゆっくりかんで食べることと学校給食の好き嫌いの関連性についてみると、学校給食が大好きと答えた児童生徒の方が、ゆっくりかんで食べることに気をつけている（図9）。また、成人を対象とした食育に関する意識調査でも、ゆっくりかんで食べることが重要であると考えている人や（図10）、バランスのとれた食事がとれている人（図11）、また、夕食を家族と共食をしている人は（図12）ゆっく

[栄養バランスに配慮した食生活の実践状況別]

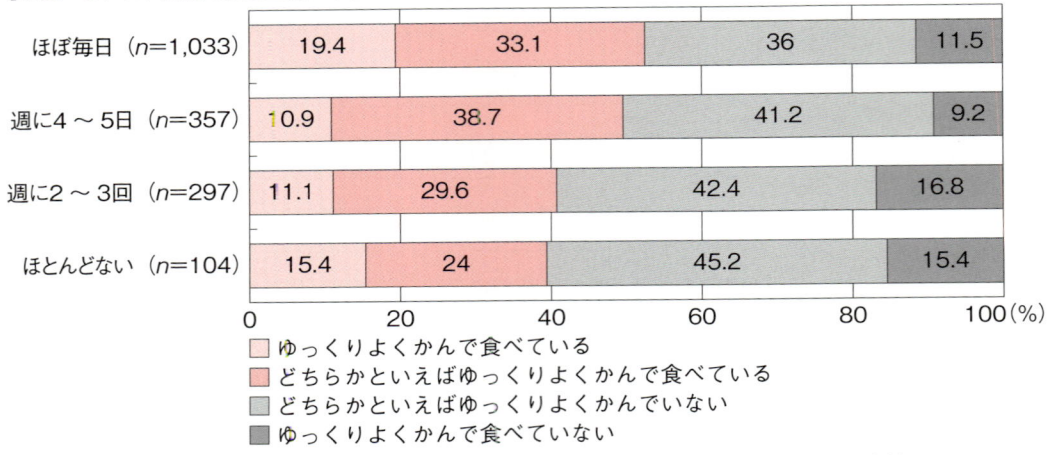

区分	ゆっくりよくかんで食べている	どちらかといえばゆっくりよくかんで食べている	どちらかといえばゆっくりよくかんでいない	ゆっくりよくかんで食べていない
ほぼ毎日（n=1,033）	19.4	33.1	36	11.5
週に4〜5日（n=357）	10.9	38.7	41.2	9.2
週に2〜3回（n=297）	11.1	29.6	42.4	16.8
ほとんどない（n=104）	15.4	24	45.2	15.4

図11　バランスのとれた食生活の状況と食べ方の実践度との関連性

2015（平成27）年度食育に関する意識調査報告書

[夕食の共食の実践状況別]

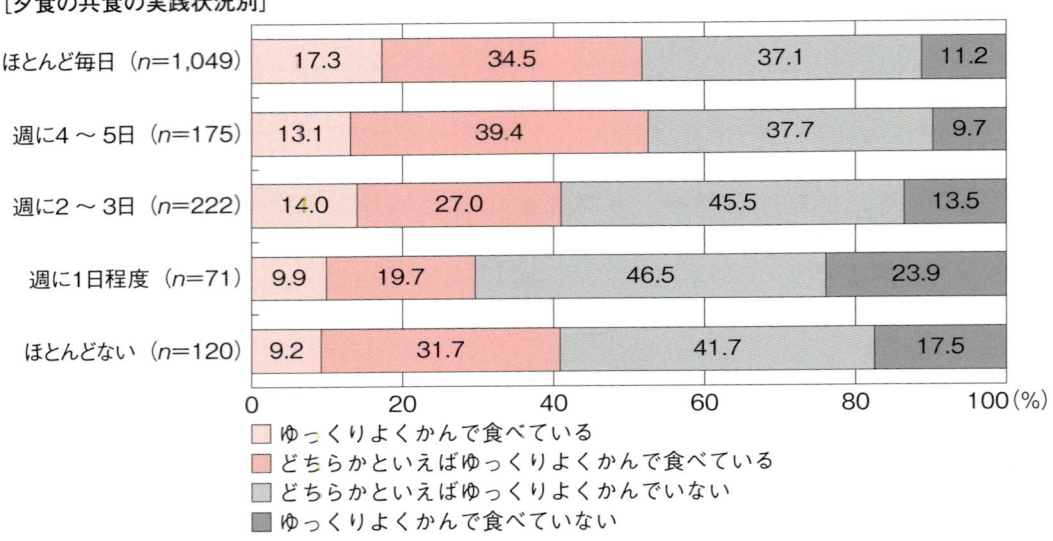

区分	ゆっくりよくかんで食べている	どちらかといえばゆっくりよくかんで食べている	どちらかといえばゆっくりよくかんでいない	ゆっくりよくかんで食べていない
ほとんど毎日（n=1,049）	17.3	34.5	37.1	11.2
週に4〜5日（n=175）	13.1	39.4	37.7	9.7
週に2〜3日（n=222）	14.0	27.0	45.5	13.5
週に1日程度（n=71）	9.9	19.7	46.5	23.9
ほとんどない（n=120）	9.2	31.7	41.7	17.5

図12　夕食の共食状況とよくかんで食べることの関連性

2015（平成27）年度食育に関する意識調査報告書

りよくかんで食べている人が多い。このように、よくかんで食べるという食行動は、単に食事を咀嚼して食べるという消化・吸収のなかの一連の行動にとどまらず、よくかんで食べることが健康に及ぼす影響性を理解し、食事をおいしく食べたいという意識や意欲を高めることに関連付けられている。よくかんで味わって食べようという学校給食時の指導は、児童生徒が学校給食をおいしく食べ、学校給食を好きになることなどの食への関心を高め、ひいては成人期での食生活においても健康的な食生活をすることにつながる。日本肥満学

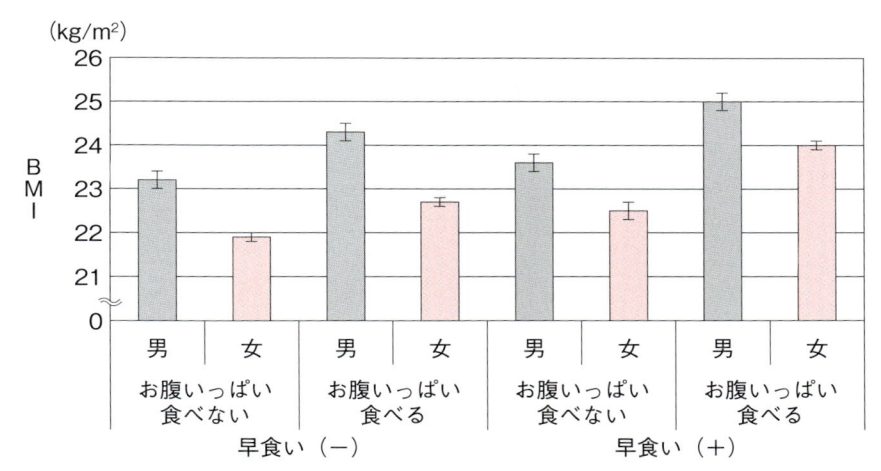

図13 早食いやお腹いっぱい食べる食行動とBMIとの関連性
(Maruyama K, Sato S, Ohira T, et al.：The joint impact on being overweight of self reported behaviours of eating quickly and eating unitil full：cross sectional survey. BMJ 2008；337：a2002.)

会の「肥満症治療ガイドライン」においても「よくかんで食べる」といった咀嚼法が肥満治療の行動療法の一つとして位置付けられているように、肥満予防につながり、生活習慣病予防の一つの方法としてよくかんで食べるという食行動が認知されている。咀嚼力を養う時期は、離乳食に始まり、幼児期〜学童期の口腔機能が発達し、乳歯から永久歯に生え変わる時期の小・中学校までであり、小学入学前までに咀嚼の仕方を教え、小・中学校の時期にしっかりと咀嚼の意味を伝えることが必要である。

　Maruyamaら（2008）は、成人男女（3,387人）を対象とした疫学調査を行い、摂食行動を「お腹いっぱい食べる」と「早食い」の2つの面から捉え、4つのグループに分けている。「早食い」かつ「お腹いっぱい食べる」群はほかの群に比べ男女ともに高いBMI（body mass index：体格指数）を示しており、BMI 24以上を過体重として定義し、交絡因子を調整したロジスティック回帰分析の結果、「お腹いっぱい食べない」かつ「早食いでない」群に対して、「お腹いっぱい食べる」かつ「早食い」群の肥満のオッズ比は、男性で3.13、女性で3.21であり、「早食い」かつ「お腹いっぱい食べる」ことが肥満につながることを示している（図13）。

　また、子どもの研究では、松田ら（2000）が、小児肥満解消セミナーに参加した小・中学生18名（男児10名、女児8名）とその母親を対象として6か月間の医科・歯科検診と栄養指導、咀嚼指導、運動指導の介入を行っている（図14）。そのなかで、「一口30回かんでゆっくり味わって食事をする」ことを特に指導し、セミナー終了時に一口当たりの咀嚼回数が20回以上に増えた小児（11名）とそうでない小児（7名）の2群に分け、肥満度の変化を検討している。一口当たりの咀嚼回数が20回以上に増えた小児では肥満度が減少し、終了時において20回以上に増えた群（平均26回）と20回未満の群（平均17回）

第4部　子どもを取り巻く栄養リスク

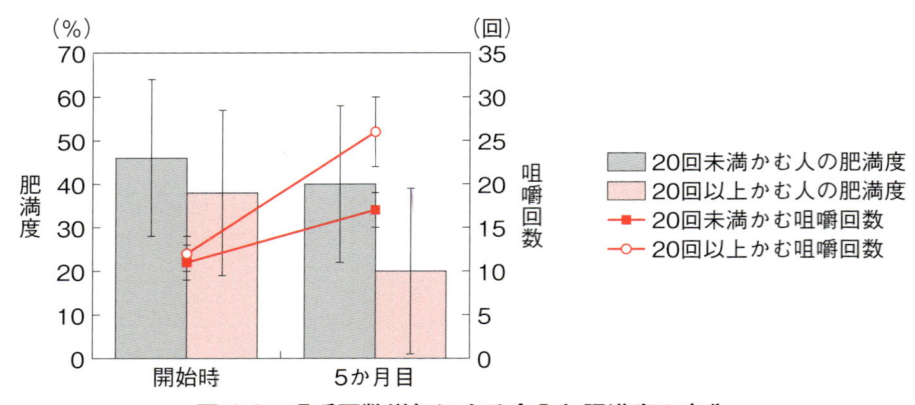

図14　咀嚼回数増加による介入と肥満度の変化
（松田秀人，ほか：小児肥満解消セミナーにおける肥満度の改善と咀嚼回数の関係．日本咀嚼学会雑誌 10（1）：35-40，2000．）

で肥満度に有意な群間差が認められている（開始時：20回以上群 38±19（%）、20回未満群 46±18（%）、終了時：20回以上群 22±19（%）、20回未満群 40±18（%）））。咀嚼回数が多くなることによって食べ物が口腔内にとどまる時間が長くなり、それが満腹信号の一つになり、よくかむことによって満腹感を得られ、エネルギー摂取の減少につながったと推測している。しかしながら、本研究においては同時に食事調査を実施していないことから、実際に摂取エネルギーが減少したかどうかについては明らかではない。

　Ebbeling ら（2007）は、早食い習慣（週1回以上）をもつ13～17歳の男女18名に対して、ファストフード（チキンナゲット、フライドポテト、コーラからなる食事）の1片の大きさを小さくし、3つの食べ方の変化（基本：一度に大きい1片、ポーションサイズ：一度に4つの小片、ポーションサイズと食べる速さ：15分ごとに分けて4つの小片）で、摂取エネルギー変化を検討しているが、摂取エネルギーの変化は認められなかったと報告している。早食いでお腹いっぱいになると摂取エネルギーも多くなり、肥満につながることが推測されるが、ゆっくりかむことによって減量効果があるかどうかにおいては、さらなる今後の介入試験による検討が必要と思われる。

　高橋ら（2012）は、中学生男子（191名）の咬合力（咀嚼する力として上下対の歯によってかみしめられたときに出される圧力をいい、顎口腔系の総合的な力を評価できるとされている）と身体状況、歯科状況、運動能力、食品摂取状況との関連性について検討しており、単回帰分析の結果、歯科状況（乳歯数、永久歯数、現在の歯数）、運動能力（握力平均、上体起こし、反復横跳、50m走、立ち幅跳、ボール投げ）、夕食時の食物摂取頻度（きのこ・海藻類、魚介類）が咬合力に影響を与えていることを報告している。さらに重回帰分析の結果、咬合力は学年（0.16，$p=0.044$）、ボール投げ（0.31，$p<0.001$）、きのこ・海藻類（0.15，$p=0.038$）と有意な関係が認められている。咬合力は学年が上がると高くなり、「瞬間的に大きな力を発揮する能力」と咬合力との間に関連性が認められたことから、学年とともに向上する運動能力が咬合力に影響を与えていると推測される。夕食でのきの

第2章　かむ機能の低下が生活習慣病リスクを高める

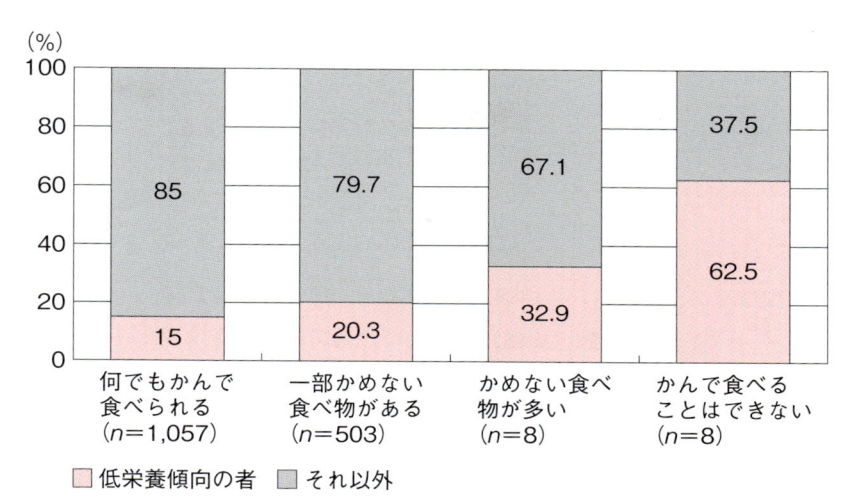

図15　70歳以上の高齢者における咀嚼状況と栄養状態

2013（平成25）年国民健康・栄養調査結果

こ・海藻類の摂取頻度が咬合力に影響を与えていた理由として、きのこ・海藻類は食物繊維が多く、かみ応えのある食品であることから、きのこ・海藻類の摂取が咀嚼回数の増加につながり、咬合を担う咀嚼筋の増強に役立っていると推測されている。また、夕食時でのきのこ・海藻類の摂取頻度が多い生徒は、魚介類、イモ類、豆類を摂取しており、よりバランスのよい食生活であることが認められていることから、栄養バランスのよさも身体状況、歯科状況、運動能力へ影響を与えていると思われる。「よくかんで食べる」ことを実現させるためには、「かむ力、咀嚼力、咬合力」を高めることが必要であるが、体の成長に伴って運動能力が上がると咬合力も上がることから、子どもたちが成長する過程において、運動を含む身体活動能力を養うこととともに、栄養バランスのとれた食事が必要であり、食事のなかにかみ応えのある食品を積極的に摂取することが子どもの咬合力、食べる力を養ううえで必要であると考えられる。

　生涯を通じて口から食べるためには、口腔機能を維持することが必要であり、特に高齢期においては、加齢に伴って口腔機能が低下し、摂食・嚥下に問題が生じやすくなってくる。

　2013（平成25）年の国民健康・栄養調査結果では、高齢者の口腔機能と栄養状態が関連していることが報告されている。70歳以上の高齢者において、何でも食べられる高齢者に比べ、かんで食べることができなくなっている高齢者のほうが、低栄養である割合が高くなっていることが報告されている（図15）。また、2010（平成22）年度「在宅療養者の口腔機能および食支援に関連した課題に関する調査研究事業（地方独立行政法人東京都健康長寿医療センター）」の報告では、自分の奥歯で食べられる人に対して、義歯を装着せずに奥歯がないのを放置している人は、低栄養のリスクが4.7倍も高いことが報告されている。歯周病やう蝕（虫歯）によって歯を失った際には治療をし、かめる状態にする

第4部　子どもを取り巻く栄養リスク

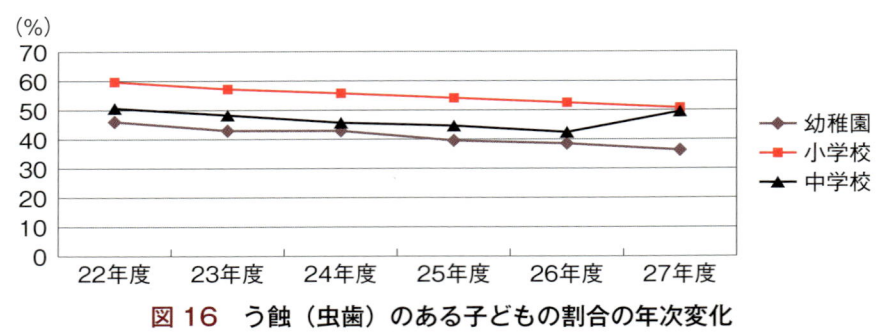

図16　う蝕（虫歯）のある子どもの割合の年次変化

平成27年学校保健統計

ことが、特に高齢者の低栄養の予防につながる。

　生涯食べ続けるためには、幼稚園から中学校に至る間に、何でも食べられる口腔状況を確立することが必要である。子どもたちが歯を失う理由の一つとしてう蝕があるが、う蝕のある子どもの数は近年減ってきている（図16）。歯科保健の取り組みや食べ物の変化などによって一定の成果が表れてきていると考えられる。

　口腔機能が発達する幼児～小・中学生の時期においては、歯を失わないような予防歯科の取り組みと同時に、口腔機能を発達させ、生涯自分の口で食べることを可能にするためにはやわらかい食物にかたよらず、何でもよくかんで食べるといった食べ方を定着させることが、ひいては生活習慣病予防につながるとともに、高齢期の低栄養の予防にも効果的であると考えられる。

第4部 子どもを取り巻く栄養リスク

第3章 つながるSNSが孤食を加速する

饗場 直美

　2010（平成22）年度児童生徒の食事状況調査では児童生徒と保護者に対して、「いつもどのように食事をしているか」と食事の共食状況についてたずねている。小学生の15.3%、中学生の33.7%が朝食を1人で食べていると答え、夕食では小学生の2.2%、中学生の6.0%が1人で食べていると答えている。それに対し、保護者では小学生の保護者の5.9%、中学生の保護者の14.3%が、朝食を子どもが1人で食べていると答えている。夕食では、小学生の保護者の0.4%、中学生の保護者の1.5%が子ども1人で食べていると答えている（図17）。「子どもだけで食べる」を加えると、小学生の40.3%、中学生の53.4%が、大人が不在で朝食を食べている。夕食では、小学生の6.3%、中学生の10.9%が大人のいない夕食をとっている。中学生の児童生徒と保護者の間では、保護者のほうが子ども1人または子どもだけで食べていると答えている割合が少なく、共食についての認識が異なっている。小学生と中学生で比較すると、中学生のほうが朝食および夕食の両方において1人で食べる者の割合が多くなっている。一緒に食事をとれない理由としては、子ども側と保護者側のそれぞれの問題があると思われるが、それぞれのスケジュールの調整が難しいことが推測される。2015（平成27）年度の食育の意識調査では、ほぼ毎日家族で一緒に食事をとっているのは朝食で54.5%、夕食で64%である。男女間では、朝食をほとんど毎日一緒に食べているのは男性では51.6%、女性では56.7%である（図18）。一緒に食事をとりやすい夕食においても、家族そろってとる頻度は減少していることが報告されており2013（（平成25）年青少年の意識調査）、その理由として共稼ぎが増え保護者の帰宅時間が遅くなっていることや、子どもたちの塾など、それぞれのスケジュールがあわなくなっていることが考えられる。2007（平成19）年国民生活白書では、平日子どもとほとんどコミュニケーション時間がないと答えた父親が2000（平成12）年には14.1%であったのが、2006（平成18）年の調査では23.5%に増加している。父親では平日30分くらい以内の者が約60%であるが、母親では1時間以上の者が約80%程度おり、母親のほうが子どもとコミュニケーションをとっている（図19）。子どもの頃に親と将来のことをたくさん話した経験や家事手伝いをたくさんした経験を有した人は、大人になって自分の考えをわかりやすく説明でき、自分の感情を上手にコントロールでき、自分から率先して行動することができ

第4部　子どもを取り巻く栄養リスク

<児童生徒>

		家族そろって食べる	大人の家族の誰かと食べる	子どもだけで食べる	1人で食べる	その他
朝食 (n=10,281)	小学校	26.6	29.0	25.0	15.3	4.0
	中学校	19.4	22.4	19.7	33.7	4.7
夕食 (n=10,236)	小学校	59.2	29.9	4.1	2.2	4.7
	中学校	57.2	27.6	4.9	6.0	4.3

<保護者>

		家族そろって食べる	大人の家族の誰かと食べる	子どもだけで食べる	1人で食べる	その他
朝食 (n=9,875)	小学校	28.5	36.3	26	5.9	3.3
	中学校	22.5	33.8	25.3	14.3	4.0
夕食 (n=9,829)	小学校	59.9	35.1	1.5	0.4	3.1
	中学校	59.2	32.4	3.2	1.5	3.7

凡例：家族そろって食べる／大人の家族の誰かと食べる／子どもだけで食べる／1人で食べる／その他

図17　子どもと保護者からみた共食状況

2010（平成22）年度児童生徒の食事状況等調査結果

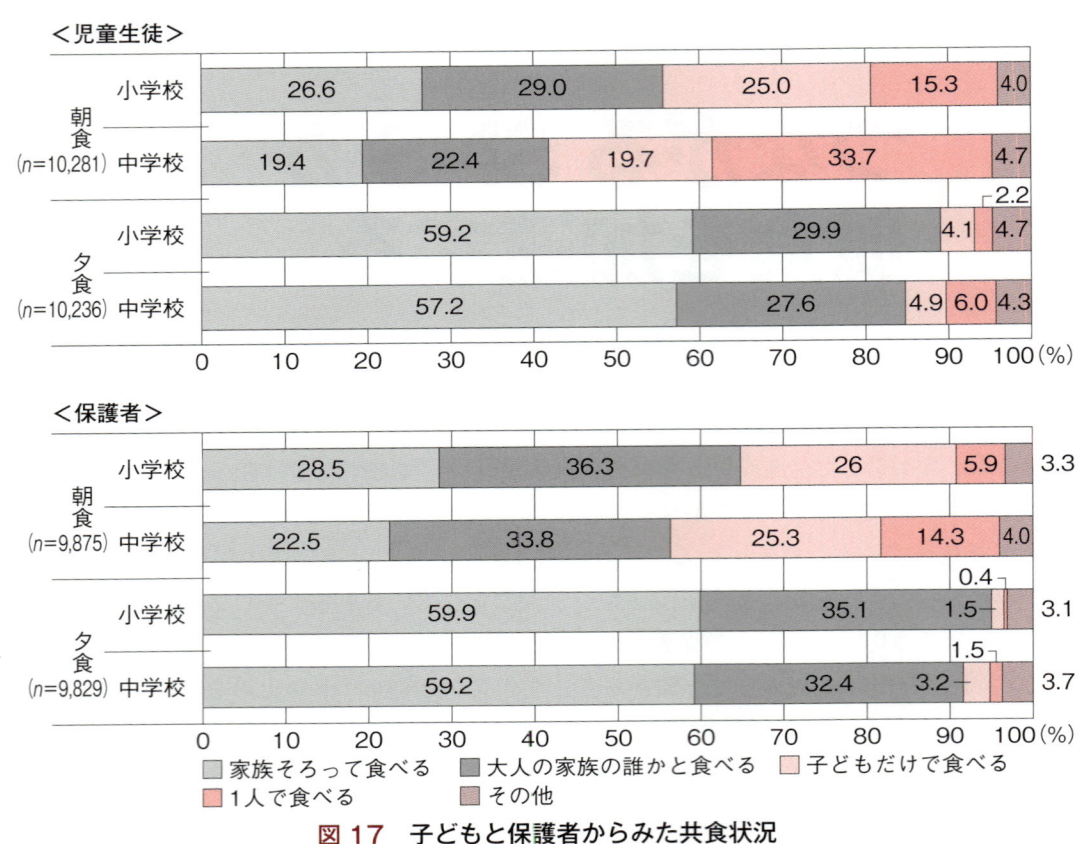

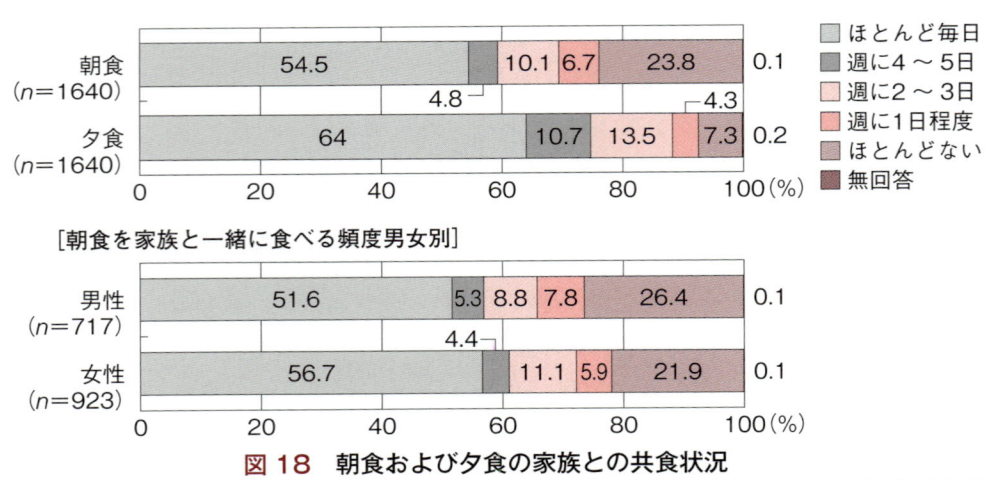

	ほとんど毎日	週に4～5日	週に2～3日	週に1日程度	ほとんどない	無回答
朝食 (n=1640)	54.5	4.8	10.1	6.7	23.8	0.1
夕食 (n=1640)	64	4.3	10.7	13.5	7.3	0.2

[朝食を家族と一緒に食べる頻度男女別]

	ほとんど毎日	週に4～5日	週に2～3日	週に1日程度	ほとんどない	無回答
男性 (n=717)	51.6	5.3	8.8	7.8	26.4	0.1
女性 (n=923)	56.7	4.4	11.1	5.9	21.9	0.1

図18　朝食および夕食の家族との共食状況

2015（平成27）年度食育に関する意識調査報告書

第3章　つながるSNSが孤食を加速する

図19　平日の親子のコミュニケーション時間

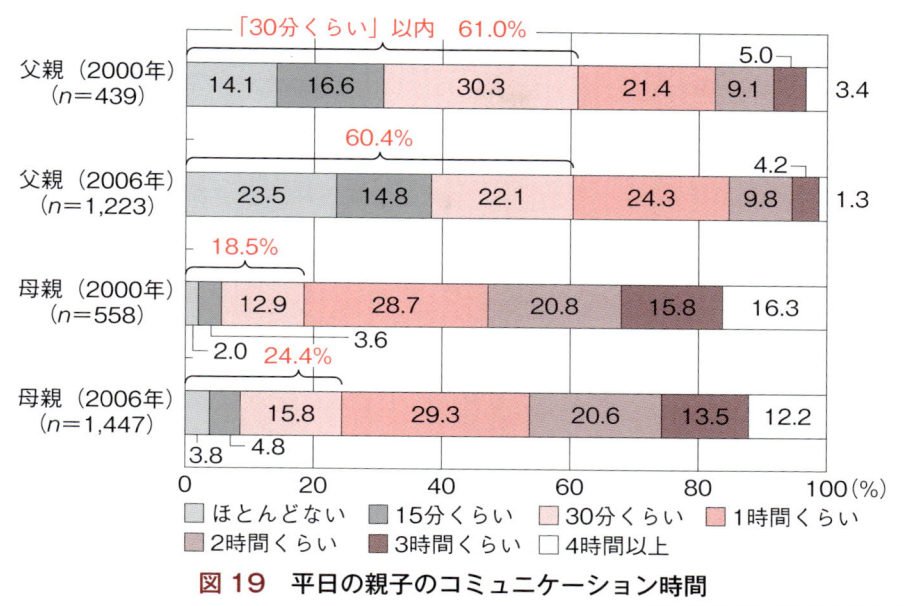

	ほとんどない	15分くらい	30分くらい	1時間くらい	2時間くらい	3時間くらい	4時間以上
父親（2000年）(n=439)	14.1	16.6	30.3	21.4	9.1	5.0	3.4
父親（2006年）(n=1,223)	23.5	14.8	22.1	24.3	9.8	4.2	1.3
母親（2000年）(n=558)	2.0	12.9	3.6	28.7	20.8	15.8	16.3
母親（2006年）(n=1,447)	3.8	4.8	15.8	29.3	20.6	13.5	12.2

父親（2000年）「30分くらい」以内 61.0%
父親（2006年）60.4%
母親（2000年）18.5%
母親（2006年）24.4%

2007（平成19）年国民生活白書

る人が多くなっており、子どもの頃の親とのコミュニケーションが、大人になったときのコミュニケーション力育成に重要であるようである。

　親と子とのコミュニケーション時間が減少している一つの要因として、近年普及してきた携帯電話やスマートフォンなどのIT機器利用が考えられている。IT機器の普及によって、時間や家族を気にせずに友人といつも連絡がとれるようになり、また家族内での連絡がとりやすくなることによって家族の行動が把握でき、家族の信頼関係が深まるなどのメリットがある反面、自分の部屋で過ごす時間が長くなり、ほかの家族の交友関係がみえなくなり家族同士でも知らない話が増え、家族間の透明性が低下し、家族団らんの時間が減ることによって、家族よりも友人中心に行動し、個人行動することが多くなっているといわれている。

　現在の子どもたちは、家庭でのコミュニケーションが減少していくなかで、友達との関係をもつことに重点をおいているようである。ベネッセ総合研究所が実施した第2回子ども生活実態基本調査（2009）のなかで、子どもたちの友達との関係のもち方について調査が行われており、それによると小学生の85%、中学生の78%は友達といつも一緒にいたいと考えている。友達関係のなかでは、違う意見をもった人とも仲良くし、友達が悪いことをしても注意しあうことができ、その仲間の幅は年齢や性別で特定の仲間同士でも固まっていないが、その反面、仲間外れにされないように話をあわせたり、友達と話があわないと不安になるなど、どこかの仲間に属していることに重点をおいているようである（図20）。土井は『つながりを煽られる子どもたち』のなかで、新たな通信手段であるSNS（ソーシャル・ネットワーキング・サービス）などによって、常時つながることがで

第4部　子どもを取り巻く栄養リスク

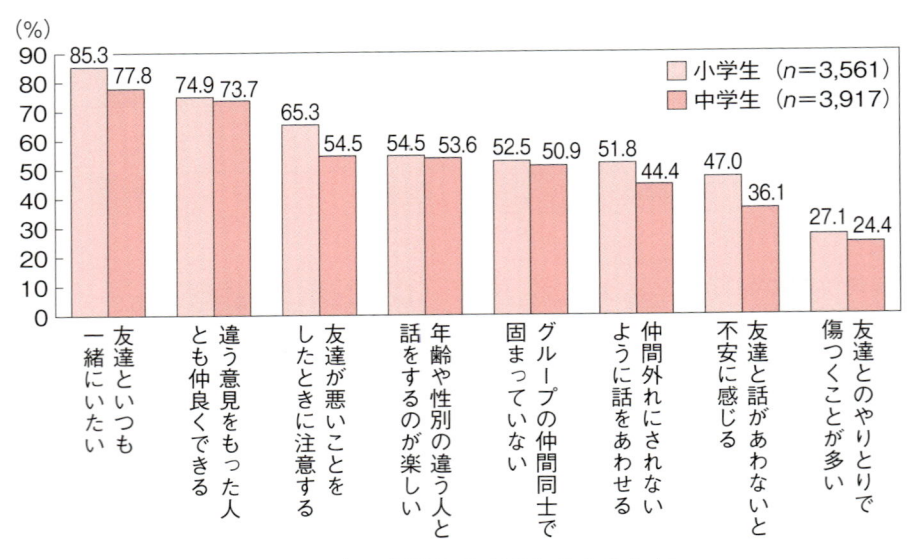

図20　小・中学生の友達とのかかわり

「第2回子ども生活実態基本調査報告書 第1章子どもをとりまく人間関係 第2節友達関係・異性関係」ベネッセ教育研究開発センター．2009．p.45

きる子どもたちの関係を一つの「つながり過剰症候群」として捉え、ネットを介したコミュニケーションの主たる目的は何か特定の用件を伝えるということではなく、触れあう場としてのつながりであり、コミュニケーション自体が目的になっていると分析している。現在の子どもたちは、学校で仲間外れにされないことや友達と話があわないと不安に感じるなど、常につながることへのプレッシャーのなかで不安感をもつことになる。

　SNSはインターネットを通じて人と人をつなげるコミュニケーションツールの総称であるが、例えばLINE、フェイスブック、ツイッター、ミクシィ、ユーチューブ、ユーストリーム、ツイキャスのほか、モバゲー、グリーといったソーシャルゲームなどを含んでいる。携帯電話からスマートフォンの普及によりSNSが汎用されるようになり、友達との連絡もメールや携帯電話からLINEが主流になってきている。総務省情報通信政策研究所が実施した青少年のインターネット利用と依存傾向に関する調査の結果報告書（2013）によると、小学生から高校生までのパソコンやゲーム機、スマートフォンの利用率は、パソコンは小学4～6年生でも75.9％、中学生は88.2％、高校生では96％が使用しており、年齢が上がるとその利用率も上がってくる。ゲーム機では逆に年齢が上がるとその使用率は低下しており、スマートフォンの利用率は、小学生では16％、中学生では21.3％、高校生では51.1％が使用している。スマートフォンを含むソーシャルメディアの利用状況をみると、小学生、中学生、高校生ともに就寝前が最も多く、自宅でテレビを見ながらが次いで多い。小・中学生では少ないが、高校生では待ち合わせなどの空き時間、移動時間、学校の休み時間、起床直後に活用することが多くなっている。また割合では少ないが、授業

第 3 章　つながる SNS が孤食を加速する

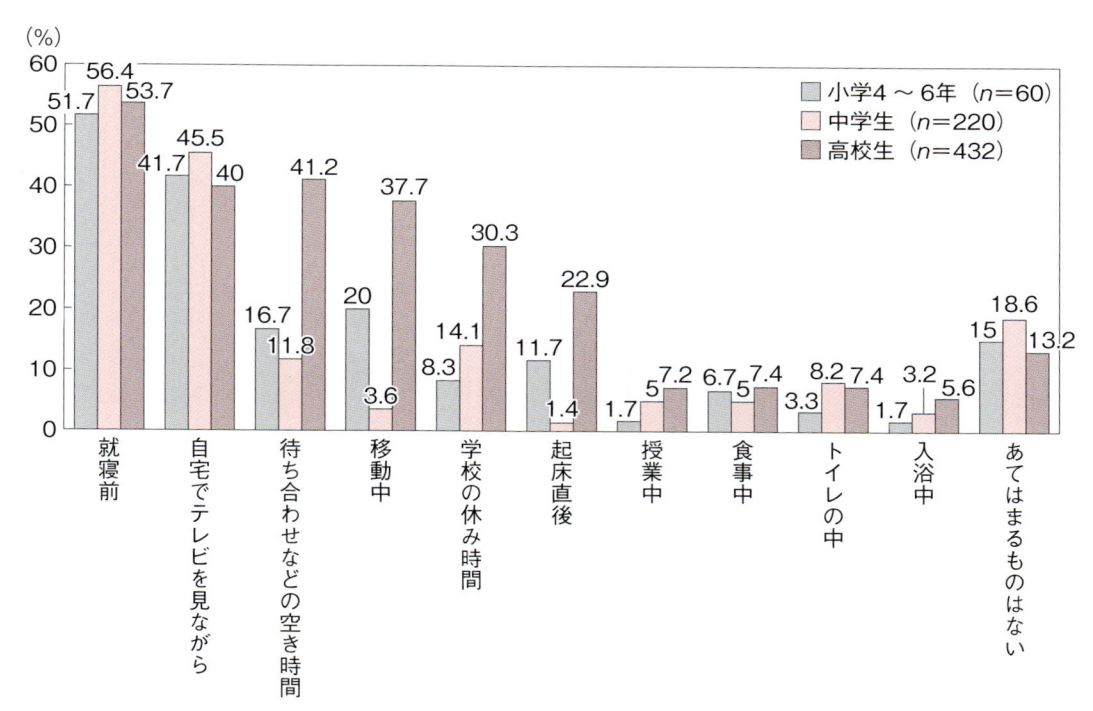

図 21　ソーシャルメディア利用者の利用時間の小・中学生比較
2013（平成 25）年青少年のインターネット利用と依存傾向に関する調査　調査結果報告書

中、食事中、トイレの中、入浴中でも利用するようになっており、常にインターネットにつながっている状況が見て取れる（図 21）。また、スマートフォンを使っている子どもたちでは、特にすることがないときにはとりあえずスマートフォンを開き、朝起きたらまずスマートフォンを開き、通学の途中でもスマートフォンを見ており、スマートフォンが友達関係を維持するうえで必須のツールであると考えている。したがって、スマートフォンを家に置き忘れると不安で仕方なく、スマートフォンに電話やメール、SNS のメッセージがこないと不安になり、くるとすぐ返信し、その返信がすぐにこないと不安に思うなど、常時友達とつながっていないと不安に感じたり、スマートフォンに依存している像がみえる（図 22）。どこにいても常時つながっていないと不安な子どもたちは、勉強時間や睡眠時間、趣味に使う時間、家事の時間、運動時間、家族と話す時間、そして食事の時間も犠牲にしていると認識している（図 23）。2013（平成 25）年の総務省の調査では、スマートフォンの利用者は小学生では 16％ であったが、2009 年のベネッセの調査では携帯電話の利用率は小学生 26.2％、中学生 50.1％、高校生 94.8％ と報告されている。小学生の携帯電話の利用は、家族や友達とのメールを使っての連絡が主な利用目的であるが、携帯電話がないと今の生活が不便になると考えており、電話やメールがこないとさみしく感じ、何もすることがなくなるとすぐに携帯電話を見たり、食事をしながらも携帯をするといった、スマートフォンと同様に携帯電話で常に友達とつながっていたいという依存性が見受けら

173

第4部　子どもを取り巻く栄養リスク

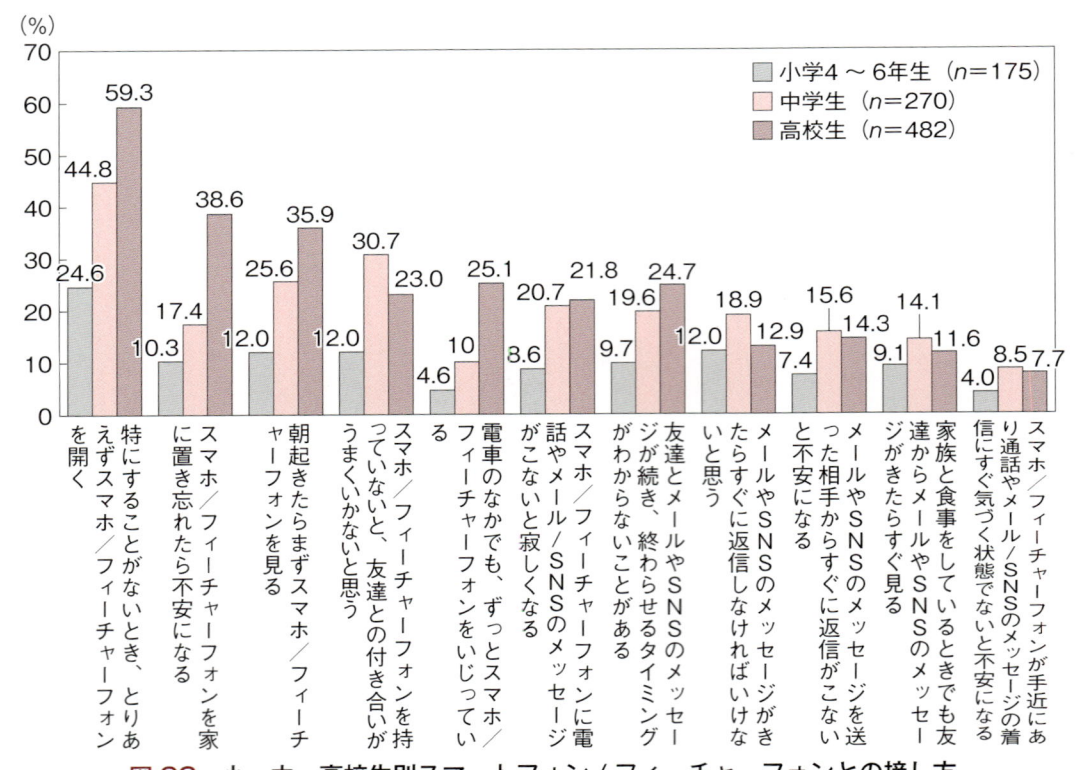

図22　小・中・高校生別スマートフォン/フィーチャーフォンとの接し方
2013（平成25）年青少年のインターネット利用と依存傾向に関する調査結果報告書（総務省情報通信政策研究所）

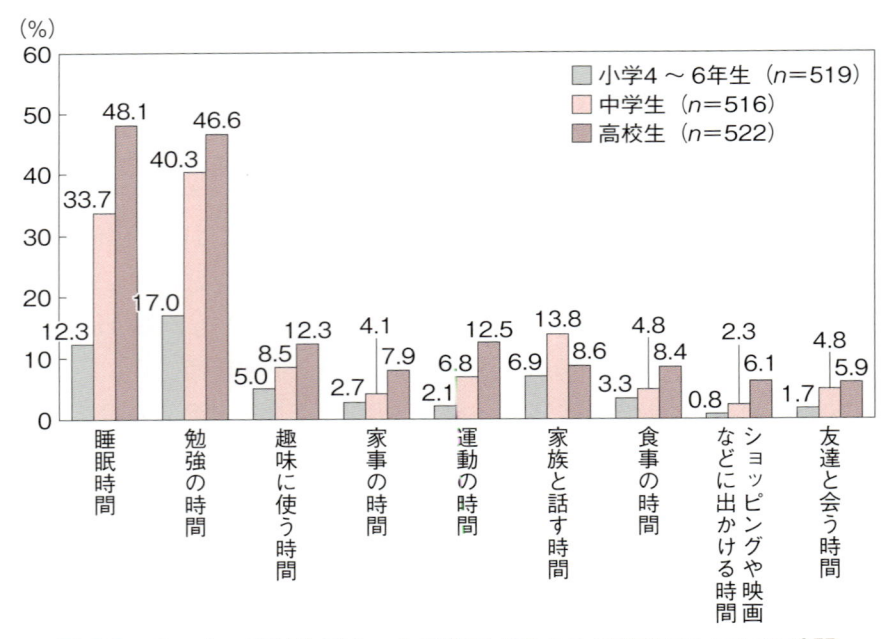

凡例：小学4～6年生（n=175）、中学生（n=270）、高校生（n=482）

項目	小学	中学	高校
スマホ/フィーチャーフォンを開くことがないとき、とりあえずスマホ/フィーチャーフォンを開く	24.6	44.8	59.3
特にすることがないとき、とりあえずスマホ/フィーチャーフォンを開く	10.3	17.4	38.6
スマホ/フィーチャーフォンを家に置き忘れたら不安になる	12.0	25.6	35.9
朝起きたらまずスマホ/フィーチャーフォンを見る	12.0	30.7	23.0
スマホ/フィーチャーフォンを持っていないと、友達との付き合いがうまくいかないと思う	4.6	10	25.1
電車のなかでも、ずっとスマホ/フィーチャーフォンをいじっている	8.6	20.7	21.8
スマホ/フィーチャーフォンに電話やメール/SNSのメッセージがこないと寂しくなる	9.7	19.6	24.7
友達とメールやSNSのメッセージが続き、終わらせるタイミングがわからないことがある	12.0	18.9	7.4
メールやSNSのメッセージがきたらすぐに返信しなければいけないと思う	12.9	15.6	14.3
メールやSNSのメッセージを送った相手からすぐに返信がこないと不安になる	9.1	14.1	11.6
家族と食事をしているときでも友達からメール/SNSのメッセージがきたらすぐ見る	4.0	8.5	7.7
スマホ/フィーチャーフォンが手近にあり通話やメール/SNSの着信にすぐ気づく状態でないと不安になる			

図23　小・中・高校生別ネットを利用するために犠牲にしている時間
2013（平成25）年青少年のインターネット利用と依存傾向に関する調査結果報告書（総務省情報通信政策研究所）

凡例：小学4～6年生（n=519）、中学生（n=516）、高校生（n=522）

項目	小学	中学	高校
睡眠時間	12.3	33.7	48.1
勉強の時間	17.0	40.3	46.6
趣味に使う時間	5.0	8.5	12.3
家事の時間	2.7	4.1	7.9
運動の時間	2.1	6.8	12.5
家族と話す時間	6.9	13.8	8.6
食事の時間	3.3	4.8	8.4
ショッピングや映画などに出かける時間	0.8	2.3	6.1
友達と会う時間	1.7	4.8	5.9

第3章　つながるSNSが孤食を加速する

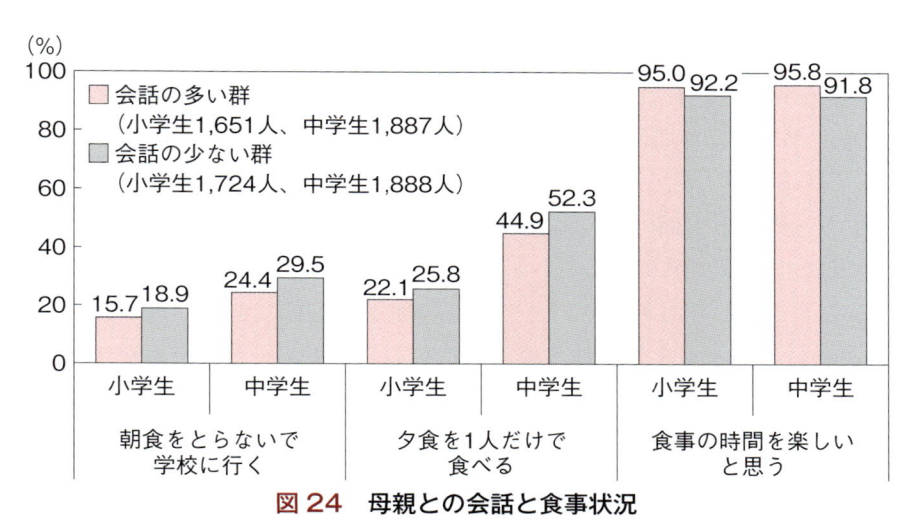

図24　母親との会話と食事状況

「第2回子ども生活実態基本調査報告書 第2章毎日の生活の様子 第1節食事の様子」ベネッセ教育研究開発センター．2009, p.57.

れる。特にSNSは、メールや電話のように1対1のつながりではなく、不特定多数と同時につながるコミュニケーションである。そこでは、子どもたちはさらにつながることを求め、それに加えて「ほかの人に認められたい」という承認欲求があり、いわゆる「いいね！」という反応をより多くの友人たちからもらえることが自分の価値につながると考えているようである。

　土井は、もともと日本人が集団主義的で世間の反応を気にする国民性を有しており、これまでは日本人の価値観が同質的で周囲からの評価も一貫性があったため、自分への評価が割れることはなく、そこに社会的規範があわさって客観性が担保されることで、一定の方向性を示す羅針盤となりえたと述べている。特にその羅針盤の役割としての学校での評価や親子関係が「友達同士」のようなフラットな関係になり、価値観が非常に多様化してしまうと、本来向かうべき価値観の多様化を議論する方向性に向かわず、同一性を求めている子どもたちは周囲からより多くの承認を得られないと、自分の評価を確立できないという状況が生じてくる。実際に、子どもたちは常にSNSにつながることに情熱を傾け、そのために自分の日常の時間を多く割いている。そのため、親子間でのコミュニケーションが不足し、それが食事の共食状況にも影響を与えていると思われる。母親と会話が多い群と少ない群を分けて食事状況をみると、ほとんどの小・中学生はともに食事時間は同じように楽しいと感じているが、会話が少ない群のほうが朝食をとらないで学校に行く割合や夕食を1人で食べる割合が多い傾向が認められている（図24）。また、会話量は家庭での勉強時間にも影響をしていることも報告されている。また一緒に食べていても、食事中に携帯電話を見たりスマートフォンを気にかけたりしている様子から、家族とのコミュニケーションが成立していないことも考えられる。福岡市教育委員会とNPO法人子ども

175

とメディアが実施した調査（2014）のなかで、インターネットやスマートフォンなどのメディアに依存危険がある子どもと通常使用にとどまっている子どもでは、依存レベルが高い子どものほうが家族から信頼されていると思わない傾向が強くなり、クラスでの仕事を責任をもってする割合も低くなっており、メディアに依存している子どもは日常生活の行動に消極的で、家族間の信頼感が薄いという状況が報告されている。子どもたちの生活をSNSのバーチャルなつながりのなかから現実生活に引き戻し、家族とのコミュニケーションを強めることで子どもたちのメディアからの回避が可能であり、親子関係においても「友達親子」から「子どもをしかれる親子」になることで、子どもたちが迷ったり悩んだりした際に羅針盤としての役割に家族がなりえるような家族関係の再構築がされることが期待される。食事時間は家族が自然にコミュニケーションできる時間である。家族が一緒に食卓をかこむことが必要であり、そのためには、保護者も帰宅時間を早めたり、食事を通してコミュニケーションをとるなど、保護者からの働きかけも重要であると思われる。

第4部 子どもを取り巻く栄養リスク

第4章 ファストフードリスクから中食リスクへ

饗場 直美

　近年、食の外食化が報告されているが、総務省「家計調査結果」の1985～2015年までの30年間の1世帯当たりの月平均食費支出では、食費（嗜好品を除く）は大体60,000円程度で推移し、内食は47,900円から38,200円に減少しているのに対し、外食は10,400円から12,000円に増加し、中食は4,800円から9,000円に増加している（図25）。2015（平成27）年度外食産業市場規模推計（日本フードサービス協会）によると、外食産業の「飲食店」による市場規模は13兆4,965億円にのぼると推計されている。外食産業のなかでも特にファストフードの摂取が健康に及ぼす影響について関心が寄せられている。

　ファストフード（fast food）は、よくファーストフードと記載されることが多いが、本来の英語の表記からの発音を考えると、手早く食べられる（fast：速い、手早い）食品と

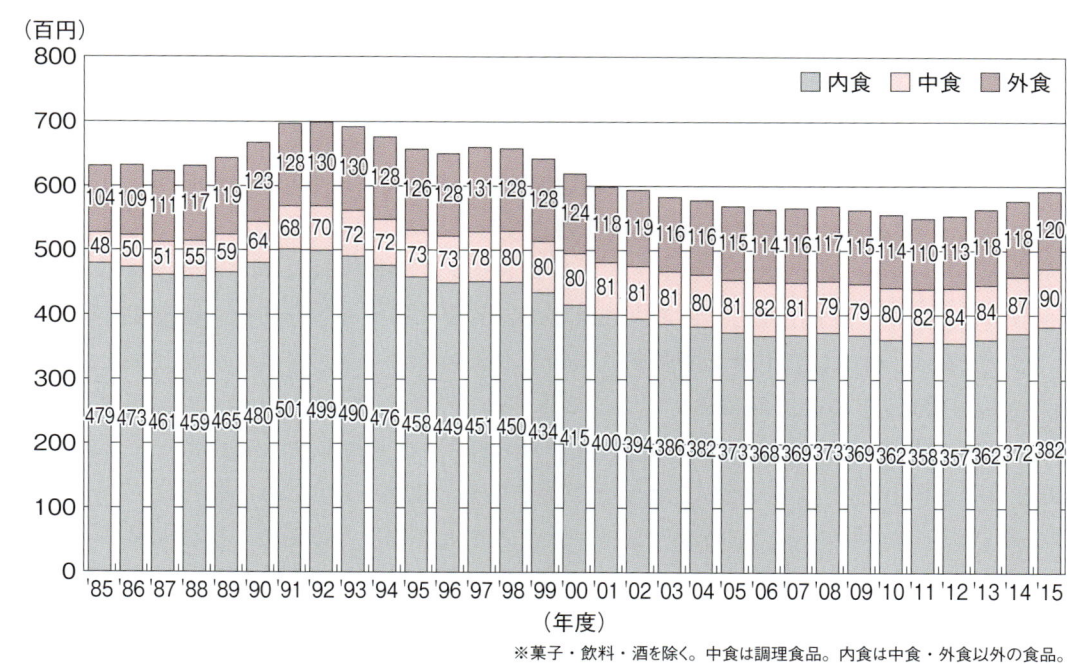

※菓子・飲料・酒を除く。中食は調理食品。内食は中食・外食以外の食品。

図25　1世帯当たり月平均食費支出の年次推移（全国・2人以上の全世帯）
総務省統計局「家計調査結果1985～2015年」結果より作成

177

いう意味であり、本稿ではファストフードで統一する。わが国のファストフードは、江戸時代から蕎麦、てんぷら、すし、おでん、ウナギ、串焼きなどが街中の屋台で売られてきた歴史がある。アメリカ式ファストフードの日本での展開は1970年代に始まり、屋台などでの立ち食い蕎麦などの食文化に、アメリカ系チェーン店（ハンバーガーやサンドウィッチ、ピザ、ホットドッグ、ドーナツなど）が加わり、現在では牛丼、ラーメン、カレーライスなどもファストフードチェーンとして営業している。本稿では、子どもたちにも広く認知されているハンバーガーやピザ、ドーナツなどのメニューが定番化した世界各国に展開しているファストフードについて言及する。

Rosenheck（2008）は、ファストフードの摂取と体重増加や肥満との関連性を検討した断面調査および前向きコホート調査を含める16の研究についてシステマティックレビューを行い、ピザやハンバーグなどを含むファストフードの摂取が、摂取エネルギー量の増加や体重増加の加速、そして肥満に関連することを報告している。近年のアメリカの肥満者の増加に、食品や飲料のポーションサイズが大きくなっていることが関連していることが推測されており、ファストフードのポーションサイズの経年変化について研究がされている。Piernasら（2011）は、1977～2006年までの国民栄養調査（NFCS、CSFII、NHANES）のデータから、2～18歳の子どもを対象として、ファストフードの食品（salty snack、desserts、soft drink、fruit drinks、French fries、hamburgers、cheeseburgers、pizzas、Mexican fast foods、hot dogs）を抽出し、それぞれのポーションサイズ、エネルギー密度などの経年変化について検討をしている。特にピザは30年間の間に、1ポーションにつき140 kcal増加し、ピザを摂取する際のエネルギー摂取量も126kcal増加していた。一方ハンバーガーやチーズバーガーの1ポーションサイズはそれぞれ63kcal、93kcal増加していたが、それぞれを含む食事の際に摂取したエネルギー摂取量は172kcal、154kcal増加しており、食事の摂取エネルギーの増加量は、ポーションサイズの増加量より大きいことから、一緒に摂取するほかの食品の影響を受けていることが明らかになった。一方で、Serranoら（2009）は、ファストフードとレストランで提供される子ども向けメニューの食品のエネルギー量を比較している。これまで、ファストフードと子どもの肥満が注目されていたが、一般のレストランでのメニューとファストフードのメニューを比較した結果（n＝230）、2005年の調査期においては、レストランメニューの平均ポーションサイズとエネルギー量（302.7±10.0g、701±22.8kcal）のほうがファストフードメニュー（211.3±6.6g、459±14.1kcal）より有意に大きいことが明らかになった。このことは、ファストフード店以上にレストランでのポーションサイズが大きくなっており、またエネルギー密度も高くなっているなど、ファストフードチェーン店の食品だけでなく、外食産業でのポーションサイズの増大も問題であることを示唆している。Youngら（2007）は、アメリカのファストフードチェーン店での1998～2006年までのポーションサイズを調査しており、同じ商品では変化がなく、大きいポーションサイズの商品が新たに提供されていた

図26 ファストフードの利用頻度と非適正ポーションサイズの嗜好性

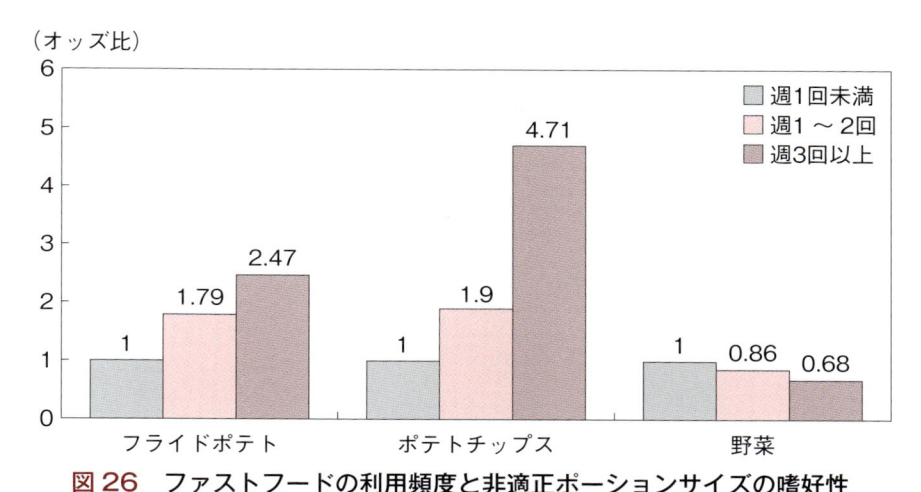

Colapint CK, Fitzgerald A, Taper J, et al.：Children's preference for large portions：prevalence, determinants, and consequences. J Am Diet Assoc 107（7）：1183-90, 2007.

ことを明らかにしている。Colapinto ら（2007）は、小学校5年生（$n=4,966$）を対象に、ファストフードの利用と子どもが嗜好するポーションサイズに関する調査を実施している。ファストフード店の利用が週1回未満の子どもたちを1とした際、週1～2回ファストフード店を利用する子どもたちのほうがフライドポテトを推奨される大きさより大きなサイズを選ぶリスクが1.79倍、週3回以上では2.47倍になり、またポテトチップスでは、週1～2回では1.9倍、週3回以上では4.71倍であった（図26）。それに対し、野菜では、逆にファストフードを摂取する頻度が高いほうが大きいポーションサイズを選択しなかった。このことは、ファストフードを摂取する頻度が高くなると、脂質や高エネルギー摂取をより好み、野菜を摂取しない好みに傾き、健康的な食事を選択しなくなることを示しており、学校での適正なポーションサイズ摂取の教育が肥満予防に必要であると報告している。また、Almiron-Roig ら（2015）は、過体重～肥満の女性37名を対象に、ポーションサイズの異なる食事（チリコンカンにごはん：229～700g）を食べた際の食べる速度や一口量を測定しており、ポーションサイズが100g増加すると一口量は0.22g増加し、食べる速度の減速率は20％減少し、食事時間は22.5％長くなることを報告している。このことは、ポーションサイズが大きくなると一口量が多くなり、食べる速度が速くなることを示している。肥満者は非肥満者に比べ、一口量が多く、食べる速さも早いことが報告されており、減量プログラムで一口量を少なく、よくかんで食べることを日本肥満学会でも推奨している。食べ過ぎを防ぐためにも、子どもの頃から一口量を少なく、ゆっくり食べることを推奨したいが、そのためにも、ファストフードをはじめとしたレストランなどの外食産業などでより小さいポーションサイズの食品の提供やサイズの選択ができるような環境設定が求められる。2010（平成22）年児童生徒の食事状況等調査結果においても、子どもたちの好きな料理トップ10のなかにハンバーガー、ピザなどのファストフードが挙がってお

第4部　子どもを取り巻く栄養リスク

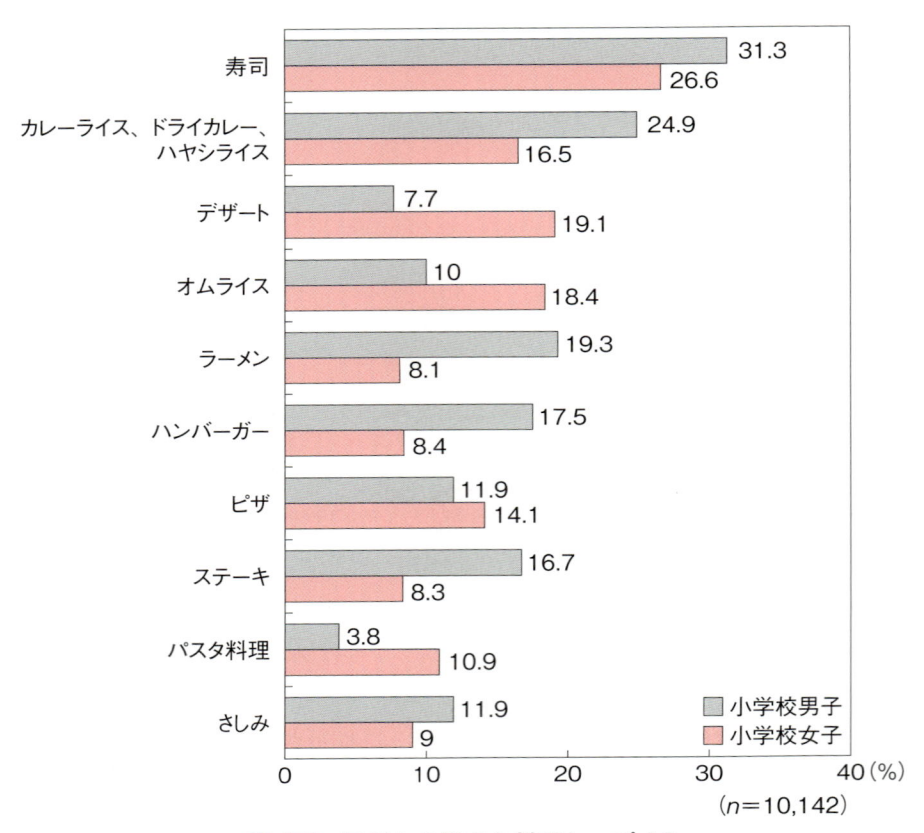

図27　子どもの好きな料理トップ10

料理	小学校男子	小学校女子
寿司	31.3	26.6
カレーライス、ドライカレー、ハヤシライス	24.9	16.5
デザート	7.7	19.1
オムライス	10	18.4
ラーメン	19.3	8.1
ハンバーガー	17.5	8.4
ピザ	11.9	14.1
ステーキ	16.7	8.3
パスタ料理	3.8	10.9
さしみ	11.9	9

(n=10,142)

2010（平成22）年度児童生徒の食事状況等調査結果

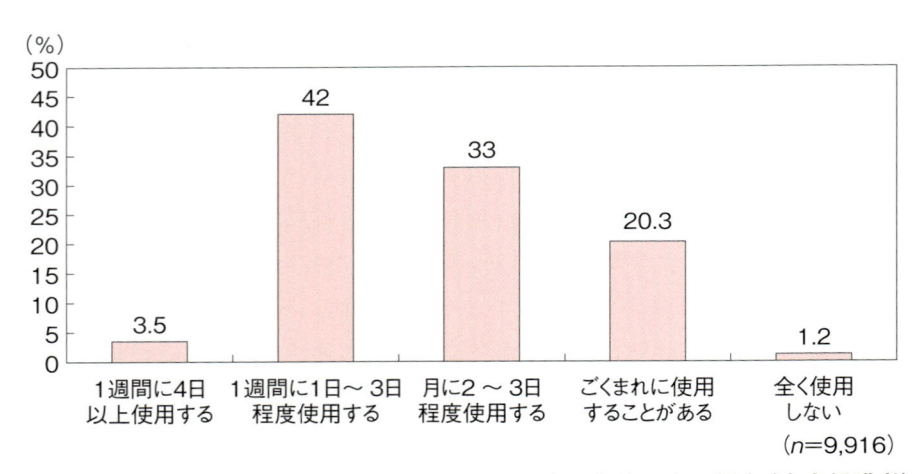

図28　保護者が調理済みの食品やインスタント食品を使用する頻度（小中保護者）

頻度	%
1週間に4日以上使用する	3.5
1週間に1日〜3日程度使用する	42
月に2〜3日程度使用する	33
ごくまれに使用することがある	20.3
全く使用しない	1.2

(n=9,916)

2010（平成22）年度児童生徒の食事状況等調査結果

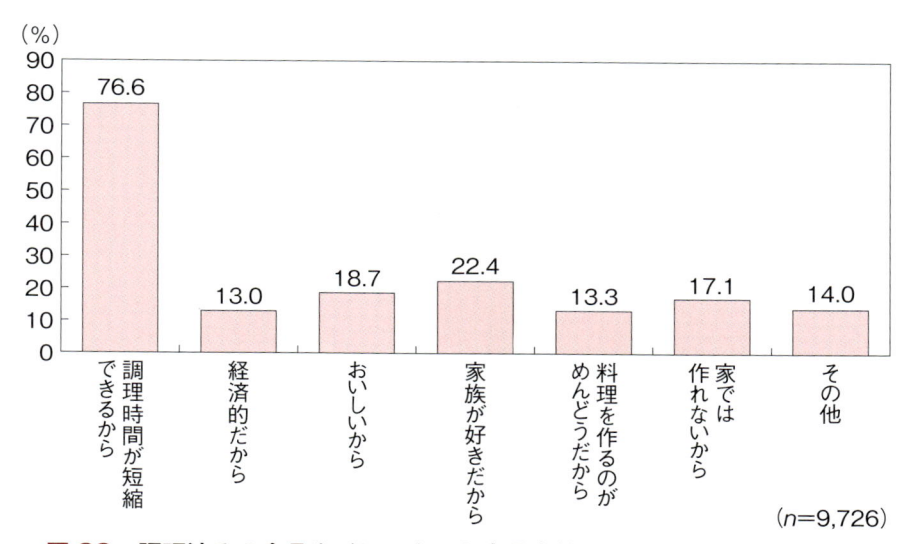

図29　調理済みの食品やインスタント食品を使用する理由（小中保護者）
2010（平成22）年度児童生徒の食事状況等調査結果

調理時間が短縮できるから 76.6
経済的だから 13.0
おいしいから 18.7
家族が好きだから 22.4
料理を作るのがめんどうだから 13.3
家では作れないから 17.1
その他 14.0
(n=9,726)

り（図27）、わが国においても正しいポーションサイズの選択ができるような食育と小さいポーションサイズの食品の提供などの環境整備が必要である。

　食の外食化が進むなかで、この30年間で中食の売り上げは約2倍に伸びている。中食とは、すでに調理された状態で売られそのまま家や仕事場などに持ち帰って食べられる食品をいう。児童生徒の食事状況等調査結果では、小・中学校の保護者の42％が1週間に1～3日程度調理済みの食品を利用している（図28）。利用の理由は、「調理時間が短縮できるから」が最も多く（76.6％）（図29）、食事の準備にかける時間は、朝食では79.6％が20分までであり、夕食においては82％が21分～60分であり、最も多かったのは31～40分であった（図30）。2016（平成28）年版惣菜白書によると、惣菜のような調理済み食品は、専門店、デパート、総合スーパー、食品スーパー、コンビニエンスストアなどで販売されているが、業種別に販売実績をみると、2014年（平成26）では専門店が31.1％、コンビニエンスストアが30.2％、食品スーパーが24.8％で、主にこの3業種が中食の購入源になっており、米飯類（53.2％）、一般惣菜（32.3％）が主な購入食品になっている。家事担当者が、主にスーパーやコンビニエンスストアで、米飯類からなる主食と惣菜などの主菜、副菜類を購入しており、家庭での食事作りの機会が減少していると思われる。小・中学生の保護者が家庭で子どもと料理を作る頻度をみると、「よく作る」と答えた保護者は、小学校、中学校ともに男子で約3％、女子で5～6％にすぎない。「時々作る」では、男子は小学校の46.4％から中学校の36.2％に減少し、女子においても小学校の57.8％から中学校の45.1％に減少している（図4）。保護者が家庭の食事で子どもたちにさせる手伝いの内容は、テーブルの準備や後片付けが多く、食事の手伝いは女子のほうが男子よりも多いが、その割合は高くない（図31）。料理の手伝いについては、小学校男子で32.3％、

第4部　子どもを取り巻く栄養リスク

図30　食事の準備にかける時間
2010（平成22）年度児童生徒の食事状況等調査結果

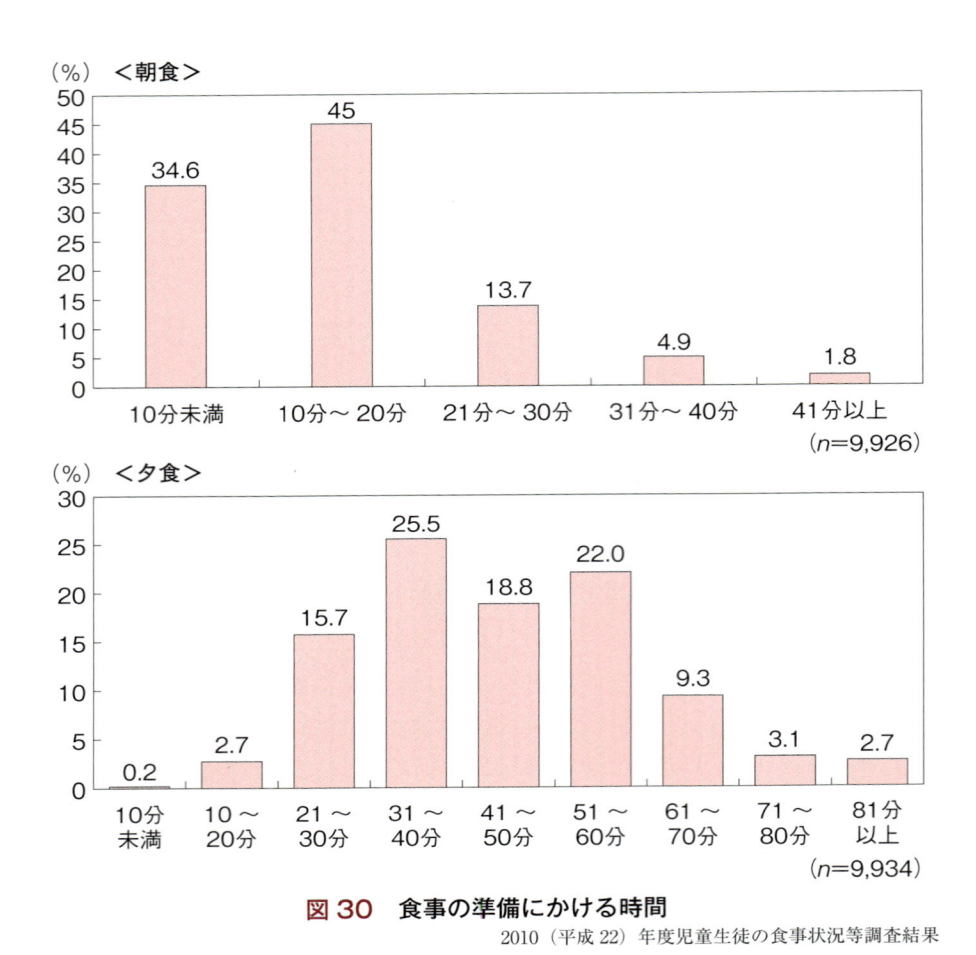

中学校男子で18.8％がすると答えており、女子でも料理の手伝いをすると答えていた小学生は51.3％に対し、中学生では38.2％に減少しており、他の項目においても同様な傾向がみとめられ、子どもたちは学年が上がると食事の手伝いをしなくなっていることがわかる。全く食事の手伝いをしていない子どもたちは、男子において11.7％（小学校）から26.1％（中学校）に増加している。保護者の子どもへの食に関する家庭教育の内容は、食べるときの姿勢や好き嫌いなく食べること、残さず食べることなどが多く、簡単な食事作りを教えている保護者は男子で6～8％、女子においては9～12％にとどまっている（図32）。家族一緒の食事作りや子どもたちに食事作りを教えることに優先順位はおかれていないようである。子どもたち自身は、自分だけで料理が作れると答えた児童生徒は、小学生男子で64.8％、小学生女子で80.4％であるが、中学生では、男女ともに小学生に比べて少ない（図33）。小・中学校では発達に応じた食育が実施されており、特に家庭科では調理実習が段階的に始まり、小学生より中学生のほうが自分だけで料理が作れるようになっていることが期待されるが、自分だけで料理が作れると答えられる者が中学生のほうが少ないの

182

第4章　ファストフードリスクから中食リスクへ

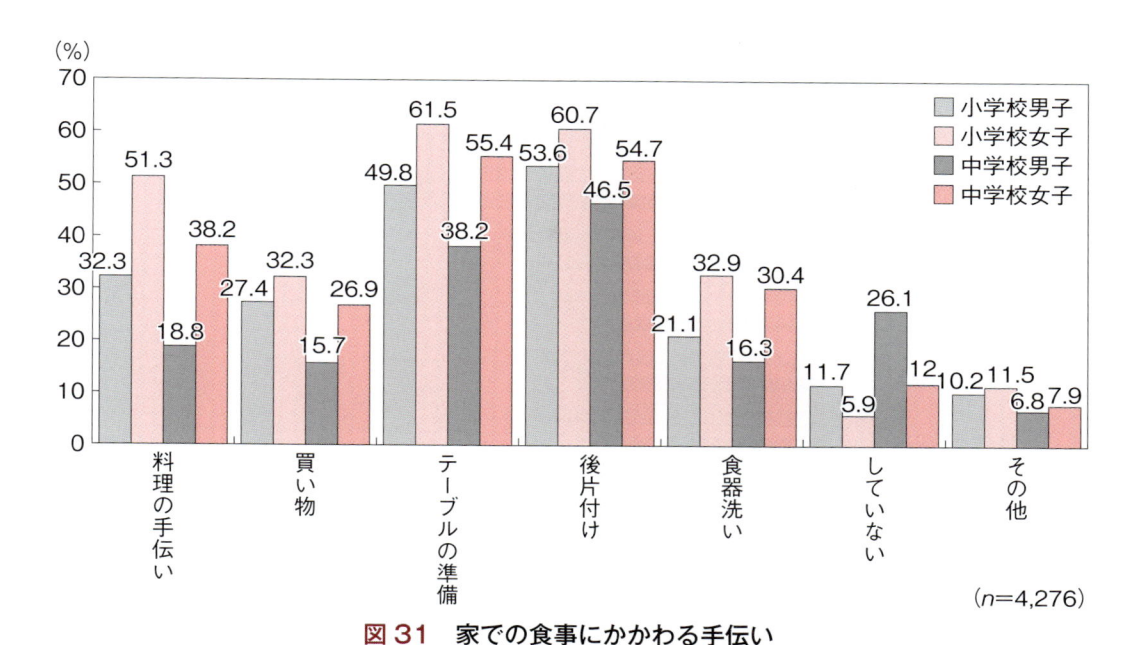

図31　家での食事にかかわる手伝い

(n=4,276)

2010（平成22）年度児童生徒の食事状況等調査結果

項目	小学校男子	小学校女子	中学校男子	中学校女子
料理の手伝い	32.3	51.3	18.8	38.2
買い物	27.4	32.3	15.7	26.9
テーブルの準備	49.8	61.5	38.2	55.4
後片付け	53.6	60.7	46.5	54.7
食器洗い	21.1	32.9	16.3	30.4
していない	11.7	5.9	26.1	12
その他	10.2	11.5	6.8	7.9

　は、学校での調理実習の経験が身に付いていないことが考えられる。小・中学生のうち女子は約8割、男子でも約6割は自分1人で食事が作れると答えていることから、子どもたちの食事作りの力はあると考えられるが、実際に家庭で食事作りに参加しているかどうかを見ると、その参加頻度は高くない（図4. 32）。せっかく養われた能力が実践の場である家庭において活かされていないのは、中食が普及し、家庭で保護者自身が時間をかけて食事作りを行わなくなり、子どもたちに家庭で食事作りを教えるという保護者の意識が薄れていることが一つの要因と思われる。

　外食も中食も家庭での食事作りの機会を減少させると考えられるが、ファストフードは特に、その食事内容がエネルギー摂取量や脂質摂取量を増加させ肥満につながるリスクを高めることから、現代の食生活の大きな課題として捉えられている。その一方中食は、食事そのものの内容ではなく、むしろ家庭での食事作りの機会の減少につながり、子どもの食の自立に対して大きな問題となると考えられる。2007（平成19）年に国民生活センターが発表した報告のなかで、中食のフライの脂質と量を中心に、利用する際の注意点が述べられている。中食のフライのさまざまな銘柄の脂質の量と質、揚げ油の酸化について調査した結果、中食のフライ1食分を食べると、多いものでは脂質の1日量の摂取目安量をとってしまうことや食塩の量が多く含まれる傾向にあること、また一部の店舗では日によって揚げ油が酸化していたものも見受けられている。このことは、中食のなかでも特にフライ系などにおいてはその選択に注意が必要であり、また食塩の含量も多い傾向にあることを認識して購入する必要があることを意味している。

第4部　子どもを取り巻く栄養リスク

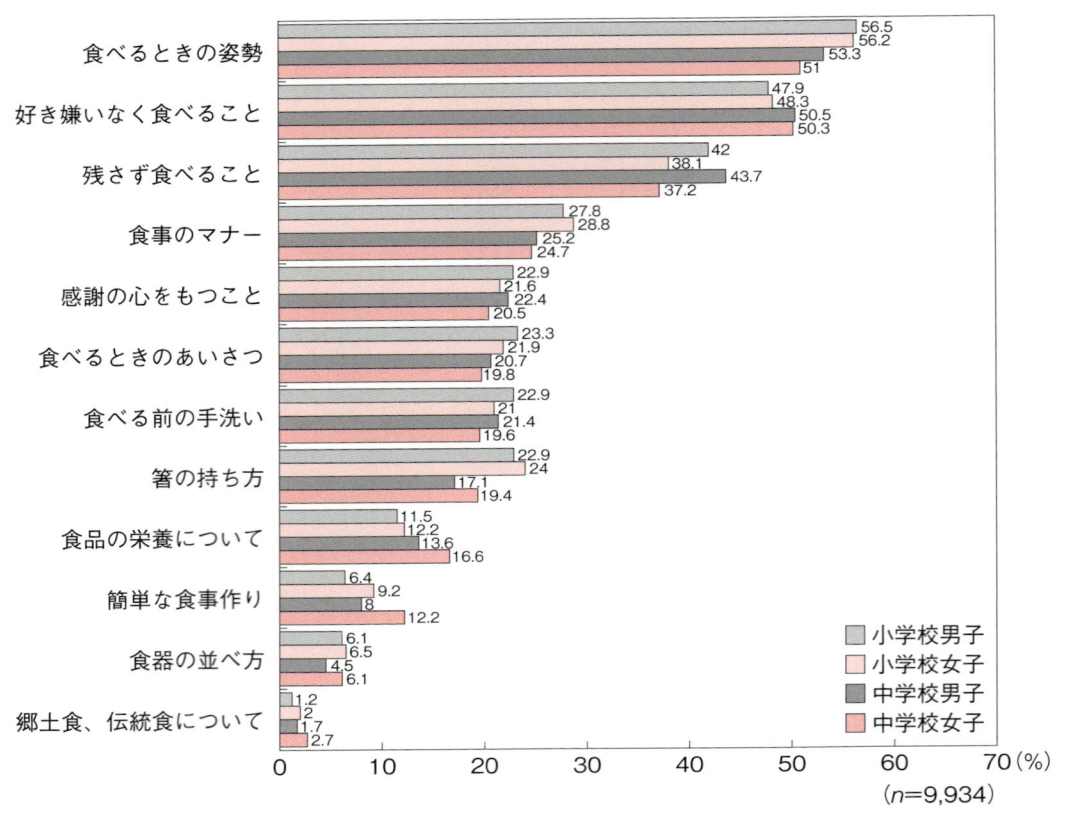

図32　食に関することで子どもに教えていること

項目	小学校男子	小学校女子	中学校男子	中学校女子
食べるときの姿勢	56.5	56.2	53.3	51
好き嫌いなく食べること	47.9	48.3	50.5	50.3
残さず食べること	42	38.1	43.7	37.2
食事のマナー	27.8	28.8	25.2	24.7
感謝の心をもつこと	22.9	21.6	22.4	20.5
食べるときのあいさつ	23.3	21.9	20.7	19.8
食べる前の手洗い	22.9	21	21.4	19.6
箸の持ち方	22.9	24	17.1	19.4
食品の栄養について	11.5	12.2	13.6	16.6
簡単な食事作り	6.4	9.2	8	12.2
食器の並べ方	6.1	6.5	4.5	6.1
郷土食、伝統食について	1.2	2	1.7	2.7

(n=9,934)

2010（平成22）年度児童生徒の食事状況等調査結果

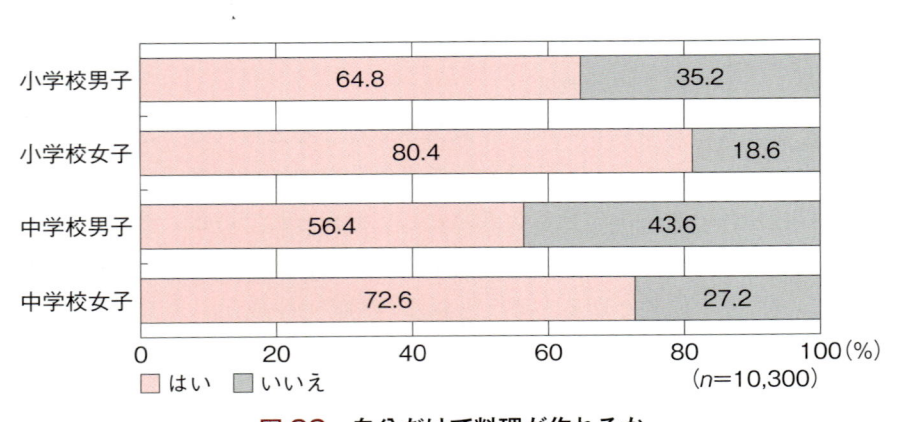

図33　自分だけで料理が作れるか

	はい	いいえ
小学校男子	64.8	35.2
小学校女子	80.4	18.6
中学校男子	56.4	43.6
中学校女子	72.6	27.2

(n=10,300)

2010（平成22）年度児童生徒の食事状況等調査結果

　ファストフードおよび中食ともに、その食事がどのように調理されたのかはわからない。したがって、その摂取においては、栄養成分表示や原材料名などの食品表示を確認し、自らが安全性を確認し、適切な摂取量にとどめることが必要である。また、子どもと一緒の

食事作りや、保護者が忙しい際には子ども1人での食事作りをさせることが養われた能力を活かすことにつながり、子どもの食事の自立につながると考える。

参考文献

1) 平成22年度児童生徒の食事状況等調査結果
2) 平成27年度食育に関する意識調査報告書
3) Maruyama K, Sato S, Ohira T, et al.：The joint impact on being overweight of self reported behaviours of eating quickly and eating untill full：cross sectional survey. BMJ 2008；337：a2002. doi：10. 1136/bmj. a2002.
4) 松田秀人，高田和夫，浅井 寿，ほか：小児肥満解消セミナーにおける肥満度の改善と咀嚼回数の関係．日本咀嚼学会雑誌10（1）：35-40，2000.
5) Ebbeling CB, Garcia-Lago E, Leidig MM, et al.：Altering portion sizes and eating rate to attenuate gorging during a fast food meal：effects on energy intake. Pediatrics 119（5）：869-75，2007.
6) 髙橋浩子，行政祐子，岸本三香子，ほか：中学生男子の咬合力に影響する因子の検討．日本家政学会誌63（11）：691-8，2012
7) 平成22年度厚生労働省老人保健健康増進等事業「在宅療養高齢者の口腔機能および食支援に関連した課題に関する調査研究事業」報告書．地方独立行政法人東京都健康長寿医療センター，2011，3．
8) ベネッセ第2回子ども生活実態基本調査報告書．ベネッセ教育研究開発センター，2009．
9) 平成25年青少年のインターネット利用と依存傾向に関する調査 調査結果報告書．総務省情報通信政策研究所．2013年6月．
10) 土井隆義：つながりを煽られる子どもたち．岩波書店，2009．
11) 平成25年度「小・中学生のメディアに関する意識と生活」アンケート調査実施報告．福岡市教育委員会・NPO法人子どもとメディア，2014．
12) 総務省統計局：家計調査結果，2015．
13) 一般社団法人日本惣菜協会：2016年版惣菜白書，2016．
14) Rosenheck R：Fast food consumption and increased caloric intake: a systematic review of a trajectory towards weight gain and obesity risk. Obesity Rev 9(6)：535-47, 2008.
15) Piernas C, Popkin BM：Food portion patterns and trends among U.S. children and the relationship to total eating occasion size, 1977-2006. J Nutr 141(6)：1159-64, 2011.
16) Serrano EL, Jedda VB：Comparison of fast-food and non-fast-food children's menu items. J Nutr Educ Behav 41(2)：132-7, 2009.
17) Young LR, Nestle M：Portion sizes and obesity: Responses of fast-food companies. J Public Health Policy 28(2)：238-48, 2007.
18) Colapinto CK, Fitzgerald A, Taper J, et al.：Children's preference for large portions：prevalence, determinants, and consequences. J Am Diet Assoc 107(7)：1183-90, 2007.

19) Almiron-Roig E, Tsiountsioura M, Lewis HB, et al.：Large portion sizes increase bite size and eating rate in overweight women. Physiol Behav 139：297-302, 2015.

あいば・なおみ◎神奈川工科大学応用バイオ科学部栄養生命科学科教授。徳島大学大学院・栄養学研究科修士課程、医学研究科・博士課程修了後、国立公衆衛生院（現国立保健医療科学院）研究員、MIT（マサチューセッツ工科大学）研究員、（独）国立健康・栄養研究所（現国立研究開発法人医薬基盤・健康・栄養研究所）食育プロジェクトリーダー、栄養教育プログラムリーダーを経て、現在の神奈川工科大学教授に至る。免疫の基礎研究から、より実践的な栄養教育・食育に研究テーマを広げ、公私共に食育を実践。子どもから高齢者までの生涯を通じた健康づくりのための、科学的根拠に基づいた食生活を提唱し、行動科学理論に基づいた栄養教育の実践・評価や、食育における環境整備・評価、食行動と脳機能の関連性や免疫機能と食との関連性について幅広く研究している。管理栄養士、医学博士。主な著書に『お腹まわりにぐぐっと効く本』『子どもの食育』『病気予防百科』『栄養教育論演習（第2版）』がある。NHK「きょうの健康」「名医にQ」「名作ホスピタル」「視点・論点」に出演。

第4部 子どもを取り巻く栄養リスク

第5章 栄養教諭制度と学校給食を活用した食育の推進

金田 雅代

1 はじめに

　栄養教諭制度は、2005（平成17）年にスタートした制度である。10年経過した現在もすべての学校に配置されているわけではないので学校関係者以外の理解を図るために、まず、栄養教諭制度の創設の経緯、栄養教諭の職務を紹介し、学校給食を活用した食育の推進について述べる。

2 栄養教諭制度の創設

　学校給食は、昭和30年代は、学校給食の普及の時代、40年代は、給食の食事内容の多様化、給食管理業務の合理化、食品公害対策、50年代は米飯給食の普及、過剰栄養問題、60年代は、学校給食業務の運営の合理化、学校給食を通じた学校・家庭・地域の連携の推進、余裕教室をランチルームにする食事環境の整備、平成に入ると栄養教育（食育）の推進、学校給食の衛生管理と常に大きな課題を抱えながら進展してきた。
　今日、「食育の推進」は国の重要課題としてさまざまな施策が行われているが、文部省（現文部科学省）1996（平成8）年保健体育審議会において、急激な社会環境の変化が子ども心身の健康にさまざまな影響を与えていることや、生活習慣病の若年化など食に起因する健康課題が増加していることを踏まえて、「学校給食の今日的な意義」等を審議している。
　答申では、「家庭の教育力の低下を勘案すると、学校においても、食の自己管理能力や食生活における衛生管理にも配慮した食に関する基本的な生活習慣の習得などに十分配慮する必要がある。」（審議会答申抜粋）など、学校における食育推進のための指導体制の整備と、学校栄養職員にも栄養管理や衛生管理などの本来的職務に、担任教諭の行う教科指導や給食指導に専門的な立場から協力して児童生徒に対して集団または個別の指導を行う

ことができるような資質の向上を図る必要があるとされた。

　この答申が契機となって、学校栄養職員の役割拡大に伴う、食に関する指導等を行うのに必要な資質向上策の検討が繰り返し審議され、学校では、特別非常勤講師の届け出をした学校栄養職員が教科指導を行えるようにして実践させるなど栄養教諭制度創設に向けた取り組みが始まった。

　2004（平成 16）年 1 月中央教育審議会答申「栄養教諭制度創設の柱とする食に関する指導体制の整備では」である。提言は以下のとおりである。

「子どもたちが望ましい食習慣と食の自己管理能力を身に付けられるよう、学校における食に関する指導体制を整備することが急務であり、新たに栄養教諭制度を創設し、食に関する専門性と教育に関する資質を併せ持つ栄養教諭が指導に当たるようにすることが必要。」

　文部科学省では、答申を受けて 2004（平成 16）年 3 月「学校教育法等の一部を改正する法律案」を第 159 回国会に提出し、衆・参両議院において長時間の審議がなされ、5 月 14 日にすべての政党の賛成を得て可決・成立、5 月 21 日に公布された。法律の施行日は 2005（平成 17）年 4 月 1 日とされた。

3 栄養教諭の設置、職務に関する法律

学校教育法、学校給食法の関連部分である。

学校教育法（抜粋）

第 28 条　小学校には、校長、教頭、養護教諭及び事務職員を置かなければならない。但し（以下省略）

② 　小学校には、前項のほか、<u>栄養教諭</u>その他必要な職員を置くことができる。

⑧ 　<u>栄養教諭は、児童の栄養の指導及び管理をつかさどる。</u>

第 51 条の 8　　（略）

② 　中等教育学校には、前項に規定するもののほか、<u>栄養教諭</u>、実習助手、技術職員その他必要な職員を置くことができる。　　（下線が追加されたところである）

　中学校、盲学校、聾学校及び養護学校の小学部及び中学部については小学校第 28 条の規定が準用されている。

　幼稚園及び高等学校、盲学校、聾学校、養護学校の幼稚部及び高等部については、その他必要な職員として栄養教諭の設置は可能であるとしている。

第5章　栄養教諭制度と学校給食を活用した食育の推進

> **学校給食法（抜粋）**
> 学校給食栄養管理者
> 第7条
> 　義務教育諸学校又は共同調理場において学校給食の栄養に関する専門的事項をつかさどる職員は教育職員免許法第4条第2項に規定する栄養教諭の免許を有する者又は栄養士法第2条第1項の規定による栄養士の免許を有する者で学校給食の実施に必要な知識若しくは経験を有するものでなければならない。
> 第10条
> 　栄養教諭は、児童又は生徒が健全な食生活を自ら営むことができる知識及び態度を養うため学校給食において摂取する食品と健康の保持増進との関連性についての指導、食に関して特別の配慮を必要とする児童又は生徒に対する個別的な指導その他の学校給食を活用した食に関する実践的な指導を行うものとする。（以下省略）
> 2、栄養教諭が前項前段の指導を行うに当たっては、当該義務教育諸学校が所在する地域の産物を学校給食に活用することその他の創意工夫を地域の実情に応じて行い、当該地域の食文化、食に係る産業又は自然環境の恵沢に対する児童又は生徒の理解の増進を図るよう努めるものとする。

4 栄養教諭の職務

（1）栄養に関する指導
①児童生徒への個別的な相談指導
　偏食傾向、肥満傾向、食物アレルギー等のある児童生徒に対して個別的な指導・助言を行う食に関するカウンセラーとしての役割、保護者に対する助言家庭への支援や働きかけを行う。
②児童生徒への教育指導
　学級担任、教科担任と連携しつつ、栄養教諭がその専門性を活かした指導を行う。
③食に関する指導の連携・調整
　専門性を活かして、学校内外を通じ、食に関する教育のコーディネーターとしての役割を果たす。

（2）学校給食の管理
　学校給食を生きた教材として活用することを前提とした給食管理、衛生管理、物資管理、児童生徒の栄養状態などの把握、食に関する社会問題等にかかわる情報を把握する。

5 学校給食を活用した食育の推進

　食育基本法（2005（平成17）年7月施行）は、食育の基本理念と方向性を明らかにするとともに、食育に関する施策を総合的かつ計画的に推進するため成立したものである。注目したいのは前文（抜粋）に
「子どもたちが豊かな人間性をはぐくみ、生きる力を身に付けていくためには、何よりも「食」が重要である。今、改めて、食育を生きる上での基本であって、知育、徳育及び体育の基礎となるべきものと位置付けるとともに、様々な経験を通じて「食」に関する知識と「食」を選択する力を習得し、健全な食生活を実践することができる人間を育てる食育を推進することが求められている。」
とされ、さらに、食育推進基本計画においても、子どもたちの健全な実生活の実現と豊かな人間形成を図るため、学校における食育を推進することを重要視している。

　文部科学省は、これまでも教育活動として学校給食を活用した食育を行ってきたが、改めて学校給食の教育的意義を見直すとともに、学校の教育活動全体で食育の充実に努めていくこととし、小中学校の学習指導要領の改訂（2008（平成20）年3月28日）において、総則に「学校における食育の推進」を明記し関連する教科等（家庭科、技術家庭科、体育科、保健体育科、特別活動）での食育に関する記述も充実した。あわせて学校給食法の改正（2009（平成21）年4月1日施行）においても、第1条（法律の目的）に学校における食育の推進を位置付けるとともに、栄養教諭が学校給食を活用した食に関する実践的な指導をすることも第10条に明記した。

6 学校教育活動全体で食育を推進するために必要な全体計画

　学校における食育の推進はこれまで実施されていなかったわけではないが、単発的な食に関する知識の教授にとどまっていたことは否めない事実である。子どもたちに発達段階に応じて食生活に対する正しい理解と望ましい食習慣を身に付けさせるためには、全教育活動を通して意図的、計画的に体系的な指導を行っていくことが必要である。指導が効果的に行われるよう、校長のリーダーシップの下、栄養教諭が中心となって「全体計画」を作成している。

　しかし、全体計画は指導計画そのものではないので、学年別に食に関する指導の関連教科などを洗い出し一覧表にした「食に関する指導の年間指導計画」「献立作成年間計画」が作成されており、給食の時間の指導や教科などの学習の時間に献立が生きた教材として活用されている（図34～36）。

第 5 章　栄養教諭制度と学校給食を活用した食育の推進

図 34　平成 28 年度献立作成年間計画

第4部　子どもを取り巻く栄養リスク

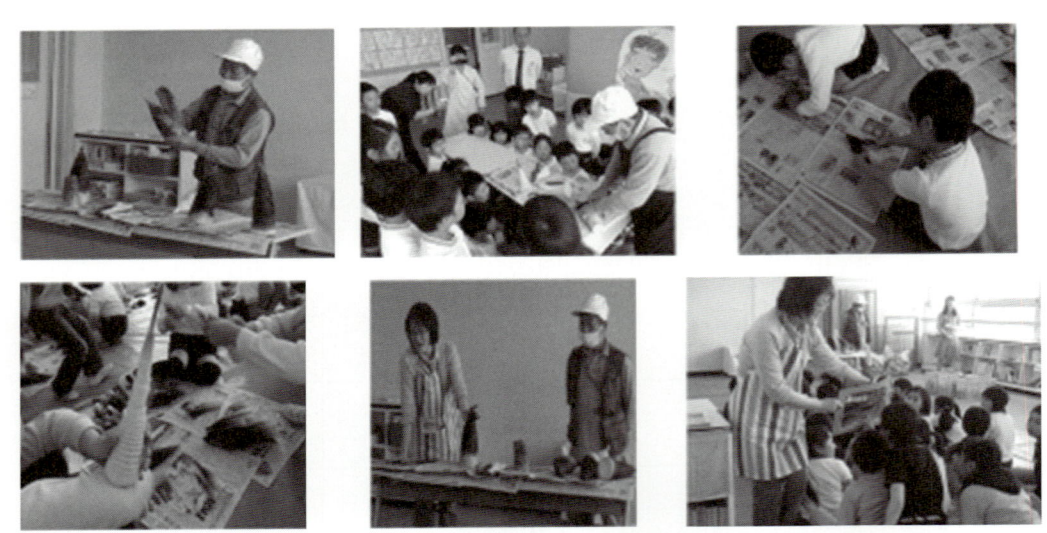

地域の方をゲストティーチャーに迎え、生活科の時間に皮むき体験

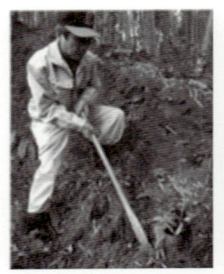

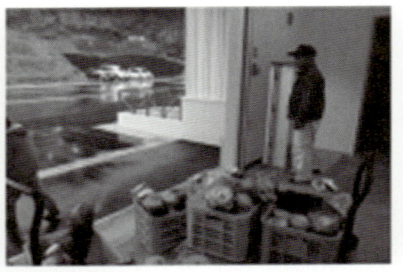

注文を受けた農家の方が朝3時から筍を掘り上げ、給食センターに納入

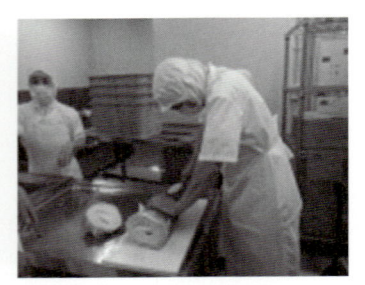

検品が済んだ筍を茹で、たけのこご飯を調理

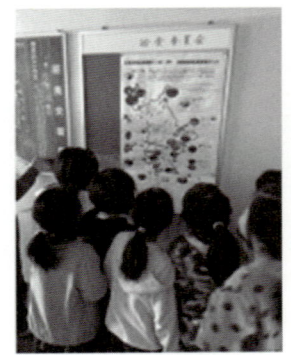

給食で食べた野菜の栽培地を確認する子どもたち

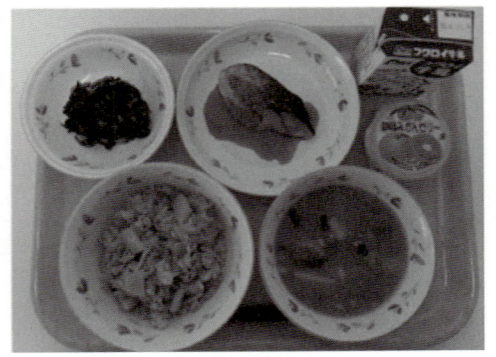

《教材となった献立》
たけのこご飯、牛乳、鯖のあんかけ
小松菜と椎茸のあえ物、どまんなか汁、ゼリー

図35　2年生国語科 詩「たけのこぐん」　生活科、給食時間の指導につないだ指導（静岡県袋井市）

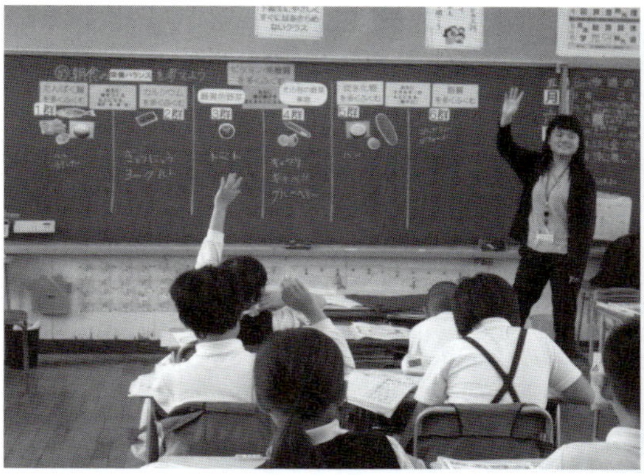

第5章　栄養教諭制度と学校給食を活用した食育の推進

6年生家庭科「朝食の栄養バランスを考えよう」 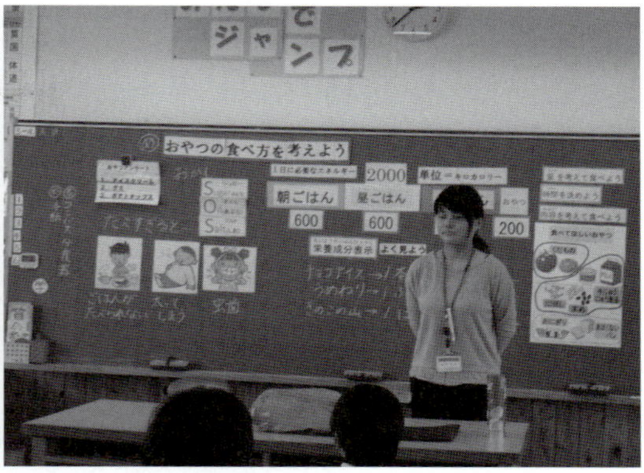　　4年生学級活動「おやつの食べ方を考えよう」
(香川県丸亀市)

図36　栄養教諭の指導

表3　食に関する指導の目標と内容

「食事の重要性」 食事の重要性、食事の喜び、楽しさを理解する 「心身の健康」 心身の成長や健康の保持増進の上で望ましい栄養や食事のとり方を理解し、自ら管理していく能力を身に付ける 「食品を選択する能力」 正しい知識・情報に基づいて、食品の品質および安全性などについて自ら判断できる能力を身に付ける 「感謝の心」 食物を大事にし、食物の生産などにかかわる人々へ感謝する心をもつ 「社会性」 食事のマナーや食事を通じた人間関係形成能力を身に付ける 「食文化」 各地域の産物、食文化や食にかかわる歴史を理解し、尊重する心をもつ

7　給食時間における食育

　給食の時間は、子どもたちが「食」の実践活動を通して、食事についての正しい理解、望ましい食習慣形成、給食当番活動、みんなで会食など好ましい人間関係を育むことのできる時間である。
　栄養教諭は、6つの食に関する指導の目標（表3）を元に日々の献立を作成しているから、献立作成のねらいに沿った放送資料や担任向けの指導資料を作成し（図37）、その日の給食を教材にした指導が行われるようにするとともに、教科等と関連した献立の実施日などは、直接教室に出向き専門家ならではの食育指導をしている（図38）。
　「生きた教材」とは、これまで教科等の学習で得た知識などはもっていても、生活に活かす力につながってこなかったことから、知識を生活で活かすことができるよう実践につ

第4部　子どもを取り巻く栄養リスク

10月○日　献立のねらい
元気サラダを味わおう

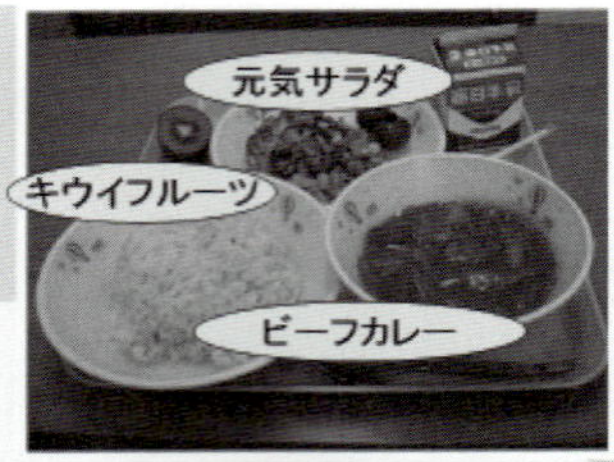

○国語科と関連した献立を活用した指導について

　小学校1年生の国語科の中に、「サラダでげんき」という教材があり、10月ごろに学習する。この教材は、たくさんの動物が、ハムや昆布、トマトなどの食品を持ってきて、主人公のりっちゃんが病気のお母さんのために作るサラダの手助けをする、というお話である。子どもたちは、身近な食品が登場するので、とても楽しく学習している。
　この教材を学習している時に、実際に教科書に出てくる食材料を使った「元気サラダ」を給食に出し実際に食べることで、食べ物をより身近に感じることができるとともに、この学習に対する意欲や関心も高めることができるのである。
　さらに、「元気サラダ」の残菜がほとんどないことから、給食の残菜が多いという学級の問題があれば、この意識の高まった時に好き嫌いなく食べることの大切さについて学習すれば、その効果が上がると考えられる。

7月○日　献立のねらい
アメリカの料理を知る

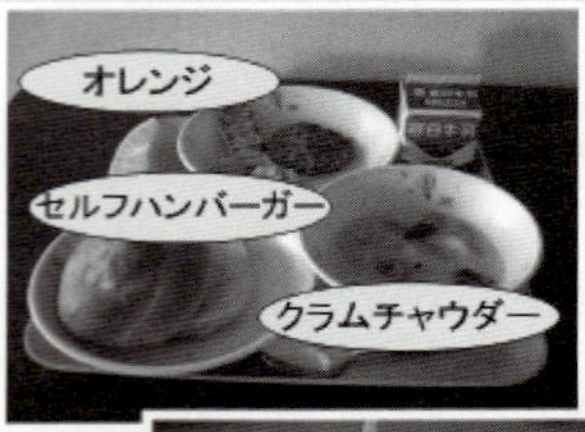

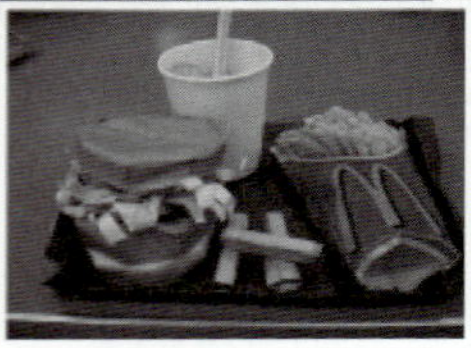

○英語科と関連した献立を活用した指導について

　中学校2年生の英語科の教材には、「買い物　ハンバーガーを注文をしよう」という題材がある。
　この学習をするときに、ハンバーガー屋さんを想定して、買い物ができやすくするために（よりリアル感を出すために）、メニュー表や折り紙で作ったハンバーガーや飲み物、お金などを教師が作って、生徒の学習意欲を高めるような取り組みをしている。また、中学校2年生の社会科では、アメリカ合衆国の農業についての学習をする。
　この時期に給食の献立には、教科の学習と関連させて、アメリカの料理を登場させている。そうすることで、学習の内容がより身近になったり、給食に対する関心も高まってくる。さらに、献立作成の意図を、学級担任に前もって伝えておくと、その効果は、より高いものが期待できる。

2月○日　献立のねらい
節分の料理を味わって食べよう

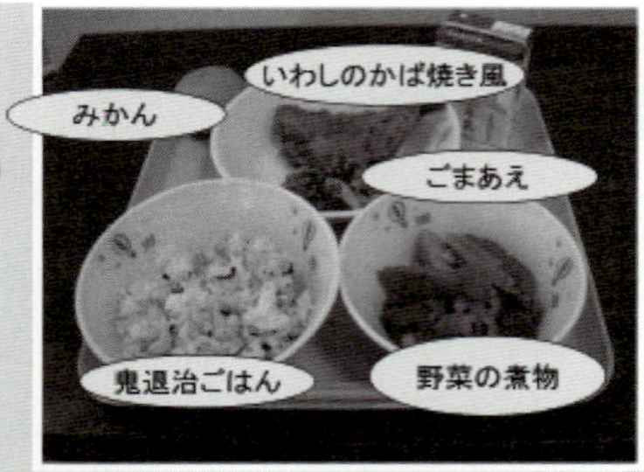

○いわしを使った献立と家庭科学習と連携させて
　給食では毎年、節分に鰯を使った献立を出しています。
　この時期に、中学校1年生の技術家庭科では、「魚の調理を工夫しよう」の題材と関連させて、生徒が自分で手開きした鰯を使ってムニエルの調理実習を行っています。魚を切り身で買って調理する家庭が多く、生徒が魚をさばいたり調理する経験が少ないことを踏まえて、町内で料理屋を営んでいる調理師さんをゲストティーチャーに迎え、魚の特徴やさばき方、手開きの方法のコツを教えていただき、魚や魚料理への関心や意欲を高めることをねらいとしています。

図37　給食時間の配布資料

第5章　栄養教諭制度と学校給食を活用した食育の推進

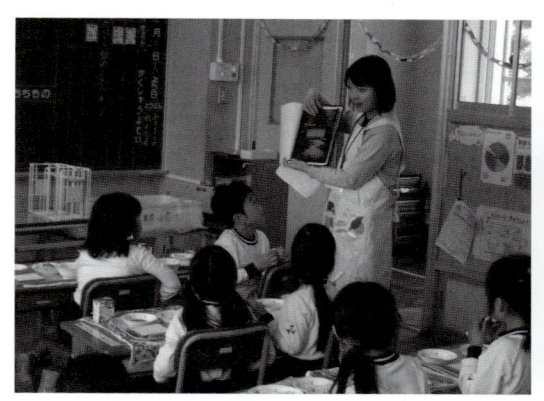

給食時間の指導風景（静岡県袋井市）　　　健康づくり食生活推進協議会の人々に学校給食の紹介をする栄養教諭（静岡県袋井市）

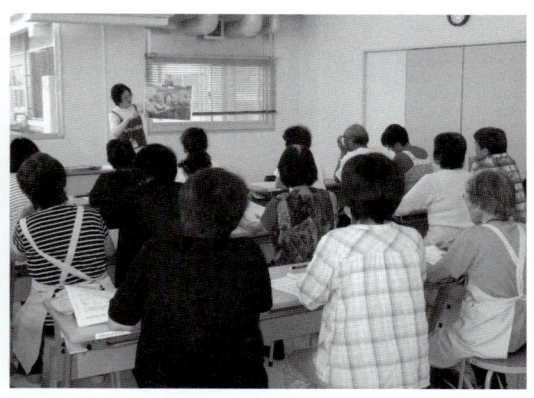

図38　栄養教諭の指導風景

子どもの食生活が親の変化につなげられるよう

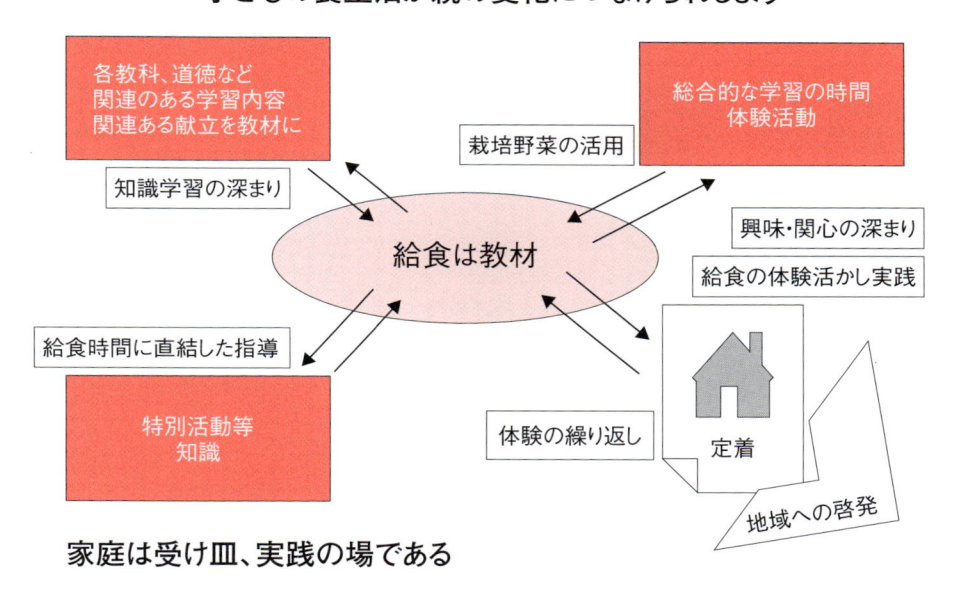

図39　給食の家庭への波及効果

なげる場を学校給食の時間に行おうとするものである。
　給食は、栄養バランスのとれた食事のモデルであり家庭でも食べてほしい食事である。五感を使って味わって食べる体験を繰り返す実物教育の場となるし、さらには、子どもを介して家庭にもつなげやすいことから、家庭への波及効果も期待される（図39）。

8 おわりに

　栄養教諭制度はスタートして10年経過した。国公私立における栄養教諭・学校栄養職員は1万1,258人その内、栄養教諭は5,436人（2015（平成27）年5月1日学校基本統計）となっており48.3%にすぎない。大切な食習慣形成期における学校給食の役割は重要であり、早期に学校栄養職員の栄養教諭への移行や新規採用者の増加を願っている。

参考文献
1)「食に関する指導体制の整備について」．中央教育審議会答申　平成16年1月．
2) 食育基本法　平成17年6月．
3) 食育推進基本計画　平成18年3月．
4) 学校教育法　昭和22年3月．
5) 学校給食法　昭和29年6月．
6) 食に関する指導の手引き（第1次改訂版）．文部科学省　平成22年3月．
7) 金田雅代編著：三訂 栄養教諭論―理論と実際―（第2版）．建帛社，2012．
8) 金田雅代編著：栄養教諭論Ⅱ―実践研究―．建帛社，2013．

かねだ・まさよ◎岐阜県生まれ。愛知文教女子短期大学卒業後、岐阜県多治見市で栄養士、管理栄養士として勤める。1995年から文部科学省学校給食調査官を務め、2005年4月から導入した栄養教諭の制度化に取り組む。05年、女子栄養大学短期大学部教授。15年4月、女子栄養大学栄養科学研究所客員教授、16年10月より現職。管理栄養士、栄養教諭、教職員、保護者、一般対象の関連シンポジウムや研修セミナーでの講演等を精力的に実施。

■監修

金田 雅代
（かねだ まさよ）
女子栄養大学 名誉教授

岐阜県生まれ。愛知文教女子短期大学卒業後、岐阜県多治見市で栄養士、管理栄養士として勤める。1995年から文部科学省学校給食調査官を務め、2005年4月から導入した栄養教諭の制度化に取り組む。05年、女子栄養大学短期大学部教授。15年4月、女子栄養大学栄養科学研究所客員教授、16年10月より現職。管理栄養士、栄養教諭、教職員、保護者、一般対象の関連シンポジウムや研修セミナーでの講演等を精力的に実施。

■企画・制作

株式会社ヘルスケア総合政策研究所

2001年5月、民間初の医療研究機関「民間病院問題研究所」（1987年創立）を継承する形で発足したシンクタンク。ヘルスケア分野をフィールドに、常に最新の高度な専門情報を提供。自社企画による調査・研究レポート、専門書籍の企画・編集などを手がけている。

お問い合わせ：株式会社ヘルスケア総合政策研究所
〒101－0033
東京都千代田区神田岩本町4－14　神田平成ビル

国民の栄養白書　2016－2017年版

2016年11月7日　第1版第1刷発行

監　　修	金田　雅代
企画・制作	株式会社ヘルスケア総合政策研究所Ⓒ
発　行　者	林　諄
発　行　所	株式会社日本医療企画
	〒101-0033　東京都千代田区神田岩本町4-14
	神田平成ビル
	TEL 03-3256-2861（代表）
印　刷　所	図書印刷株式会社

表紙画像　© Mykola Mazuryk-fotolia.com　© Kavita-fotolia.com

ISBN978-4-86439-463-5 C3047　　　　Printed and Bound in Japan, 2016
（定価は表紙に表示してあります）